AF314832

NOUVELLES

EAUX

MINÉRALES

DE CHATELDON,

EN BOURBONNOIS,

Avec des Observations sur leurs effets.

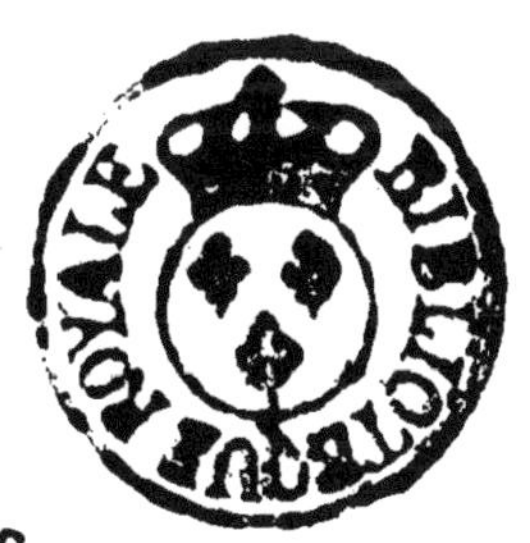

A LONDRES.

M. DCC. LXXXIII.

ÉPITRE
AUX HOMMES.

J'Aurois pu offrir à un homme recom-
mandable par sa naissance & par ses richesses, ou distingué par sa puissance, cet
opuscule que je publie aujourd'hui sur les
Eaux minérales de Chateldon. Nouveau
Mécene, il m'eût peut-être aidé à parer les
traits de mes ennemis ; car on en a toujours, lorsqu'on veut faire le bien : mais j'ai
cru qu'il étoit plus honorable de dédier mon
ouvrage aux hommes en général, puisque
c'est pour eux qu'il est fait, & qu'il n'en
est aucun qui n'ait un droit égal aux moyens
de guérir que je leur présente. J'ose donc
espérer qu'ils l'accueilleront avec bonté,
& qu'ils le jugeront, moins par ce qu'il
vaut, que par l'esprit qui me l'a dicté.

Et vous ! sexe aimable & charmant, qui

A 2

partagez nos peines, qui inspirez le plaisir, qui le faites naître, & qui seul avez droit de nous le faire goûter, pourquoi ne participeriez-vous pas à mes hommages ? la nature, en vous formant plus foible, plus tendre & plus sensible que nous, ne nous a-t-elle pas imposé la loi d'adoucir vos maux & de remédier à vos douleurs ?

Si tous ceux qui m'ont dévancé, dans la carriere dangereuse que je cours aujourd'hui, avoient apporté dans leurs recherches le même zele & des intentions aussi pures, les moyens de vous soulager, dans vos affections les plus fréquentes, ne seroient plus un probléme à résoudre ; & vous auriez l'espoir flatteur de prévoir la fin de vos souffrances. Puisse le nouveau secours que je viens vous offrir, faire renaître dans vos ames la confiance si nécessaire au succès des remedes ! alors vous pourrez compter sur leurs effets ; & n'en serai-je pas trop recompensé, si vous daignez me mettre au nombre de vos bienfaiteurs ?

C'est dans ces sentiments que je suis avec un très-profond respect,

Votre très-humble & très-obéissant
serviteur, D. D. M. M.

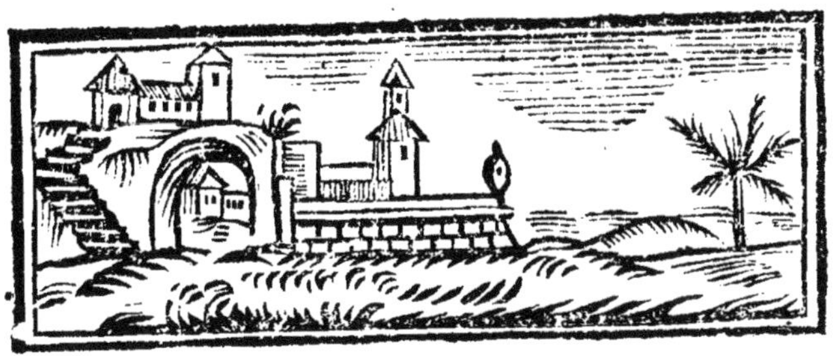

NOUVELLES EAUX

MINÉRALES

DE CHATELDON,

EN BOURBONNOIS,

Avec des Obfervations fur leurs effets.

Si quid novifti rectius iftis, candidè imperti !

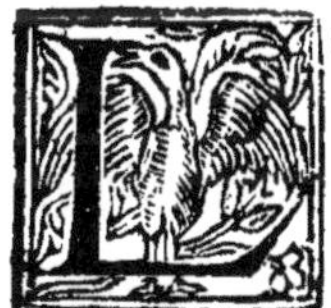ORSQUE je donnai en 1778 mon traité des Eaux miné-rales de Chateldon, ce n'é-toit, en quelque façon, qu'un apperçu que je publiois fur les proprié-tés générales de ces Eaux falutaires. La fanté que je leur dois, étoit un motif puiffant pour me déterminer à annon-cer leurs vertus ; c'étoit d'après ma pro-pre expérience que je parlois, & j'ai déja

A 3

dit que c'étoit à l'usage de ce remede que je devois le prix de mon existence. (1) Avant cette époque, mon état étoit si fâcheux, que je calculois moins les instants que j'avois vécu, que ceux qui me restoient à vivre; c'étoit dans les moyens mêmes que j'employois pour prolonger ma vie, que le germe de destruction qui creusoit ma ruine, déployoit toute son activité, pour en pervertir l'usage, & hâter le moment qui devoit terminer mes souffrances.

C'est par le secours des aliments que nous réparons nos forces épuisées par le travail utile, ainsi que par les excès de la débauche. Les organes destinés à en extraire les sucs nourriciers, qui prolongent nos jours, n'exerçoient plus chez moi qu'une fonction précaire; ils avoient perdu leur ressort; le temps de la digestion étoit celui des souffrances & des inquiétudes les plus accablantes, puisqu'il rappelloit à chaque instant, à mon esprit alarmé, l'idée de ma destruction prochaine. Si j'étois assez philosophe, pour ne pas redouter la

---

(1) Voyez mon traité des Eaux de Chateldon.

perte d'un bien, dont la jouiſſance étoit ſi pénible ; je ne l'étois pas aſſez, pour voir d'un œil indifférent, les malheurs auxquels mes enfants, qui, alors, étoient tous en bas âge, ſe trouveroient expoſés. Jamais les douleurs n'ont pu éteindre, dans mon ame, les ſentiments de tendreſſe que la nature y a gravés. L'idée d'une mort, dont le terme prochain me paroiſſoit inévitable, redoubloit mes alarmes & donnoit de nouvelles forces à la cauſe de deſtruction, qui ne ceſſoit d'agir. C'eſt dans ce temps que je fis la découverte des Eaux minérales de Chateldon : je n'employai d'abord d'autre moyen, pour en déterminer les propriétés, que le ſentiment agréable qu'elles me firent éprouver, lorſque j'en tentai l'uſage.

A peine eus-je commencé à boire de ces Eaux, que je me ſentis, en quelque façon, renaître ; elles prêterent à mon eſtomac des forces, qui lui faciliterent les moyens de remplir ſes fonctions avec un peu moins de déſordre : par la ſuite les ſuccès furent plus complets : mais ce ne fut qu'après un long uſage de ce remede, que je me vis délivré des accidents auxquels j'avois été expoſé ; le

gonflement de mon eſtomac, les aigreurs, les palpitations, les oppreſſions,
les vertiges, le battement des carotides, les mouvements tumultueux des
organes méſentériques, que j'éprouvois,
& l'état d'anéantiſſement dans lequel
j'étois plongé, preſque à chaque digeſtion ; tous ces ſymptomes auſſi effrayants que douloureux, ſe diſſiperent
ſucceſſivement : bientôt je conçus l'eſ-
poir de vivre auſſi long-temps, que la
nature humaine le comporte.

Le bien que je venois d'éprouver des
Eaux de Chateldon, avoit fait une impreſſion ſi vive ſur mes ſens, que je me
hâtai d'en étendre l'uſage, afin d'en
conſtater plus particuliérement les vertus. J'ai rendu compte, dans mon traité,
des obſervations que ma pratique m'a-
voit fournies, & des moyens chymiques que j'avois employés, pour découvrir les principes conſtitutifs de ces
Eaux. Je ne parlerai donc pas ici de
leur analyſe ; je renverrai a mon traité,(1) & à ceux que différents chymiſtes

---

(1) On le trouve chez Didot, le jeune, Li-
braire, quai des Auguſtins, à Paris.

9

ont donné fur les Eaux minérales. (1)

J'ai déja obfervé que l'analyfe n'étoit pas la voie la plus fûre, pour conftater la vertu des Eaux minérales, (2) que ce moyen pouvoit éclairer la pratique ; mais que c'étoit à l'obfervation à la diriger. On chercheroit inutilement dans cet écrit, que je fais moins pour les Médecins que pour les malades, un fyftême & des raifonnements pour l'étayer : j'y préfenterai les faits tels que je les ai vus ; ma narration fera fimple & fans ornement : fi j'avois le talent d'embellir les chofes, je dédommagerois, par les agréments de ma diction, de l'ennui que caufe, prefque toujours, une matiere qui ne préfente que des idées triftes ou fâcheufes à l'imagination.

Je diviferai ce que j'ai à dire fur les Eaux minérales de Chateldon, en cinq parties, qui feront la matiere d'autant de chapitres.

---

(1) Voyez le parallele des Eaux minérales d'Allemagne & de celles de France, par M. Raulin, fait par ordre du Gouvernement.

(2) Voyez mon traité des Eaux de Chateldon, difcours préliminaire, & mes nouvelles inftructions fur ces Eaux.

A 5

Dans le premier, je parlerai de la Médecine, de son ancienneté, de son utilité, de ses inconvénients ; j'y exposerai ma profession de foi, relativement à cet art salutaire : je ne sais si elle plaira à tout le monde ; je suis sûr, au moins, qu'elle aura l'approbation des Médecins, qui, ainsi que moi, ne craignent pas de dire ce qu'ils pensent. J'ai toujours cru que, dans une matiere qui intéressoit si essentiellement la vie des hommes, il étoit important de ne pas trahir la vérité ; & qu'il y avoit de la lâcheté, pour ne rien dire de plus, à profiter de la foiblesse des malades, pour les tromper & les mettre dans notre dépendance.

Je rendrai compte dans le second, de la position de Chateldon, de la qualité de son terrein, des ressources qu'on y trouve, de la salubrité de l'air qu'on y respire, &c.

J'exposerai dans le troisieme, le nombre des Fontaines minérales, leur situation, les principes qui les minéralisent, la différence qui se trouve dans l'Eau des diverses sources, &c.

Je ferai connoître dans le quatrieme,

les propriétés générales & particulieres des Eaux de Chateldon ; la maniere d'en faire ufage, le temps le plus favorable pour les prendre à leurs fources, &c.

Je préfenterai dans le cinquieme, qui fera le dernier de ce petit traité, l'hif-toire des guérifons les plus intéreffan-tes, opérées par les Eaux, prifes à leurs fources, & dans les lieux qui en font éloignés.

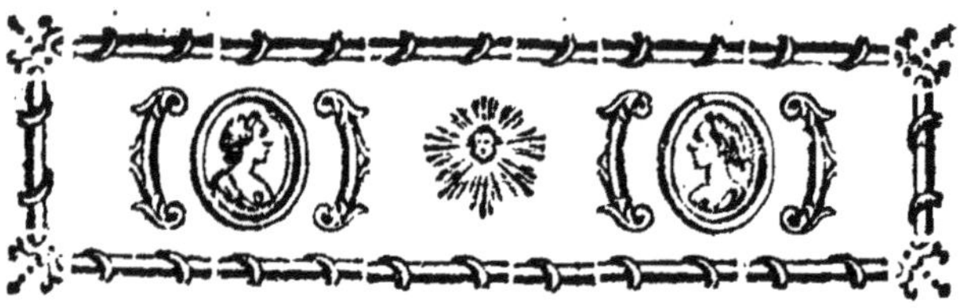

CHAPITRE PREMIER.

De la Médecine, son ancienneté, son utilité, ses inconvénients, &c.

Medicina non ingenii humani partus, sed temporis filia.
Baglivi.

L A Médecine a pour objet la conservation de la santé & son rétablissement : ses moyens, pour être sûrs, doivent être simples ; c'est de leur complication que naissent le danger & l'abus de la science la plus utile.

Si on pouvoit trouver l'époque précise à laquelle la Médecine a été érigée en art, on verroit que c'est dans lé temps même que les peuples se font réunis en société, qu'ils ont eu besoin de Médecins. L'homme agreste & sauvage peut s'en passer ; dans ses infirmités,

son inftinct le guide & la nature lui fuffit. L'homme civilifé eft dans une pofition bien différente ; la nature, prefque
toujours contrariée, gênée & altérée
par l'art, eft obligée, pour corriger fes
écarts, de recourir à l'art même qui la
corrompt.

Le laboureur, l'habitant des campagnes, celui qui cultive nos champs &
qui les fertilife par fon travail, eft moins
fujet aux maladies, que l'homme énervé
par les plaifirs, qui languit dans nos
Villes; c'eft un fauvage enchaîné, qui,
femblable à l'ours qu'on promene dans
nos Cités, n'a, ni la force, ni le courage, ni la fanté des hommes qui ont
confervé leur liberté naturelle ; moins
vigoureux que le fauvage, mais plus
robufte que le citadin, s'il a moins de
defirs & de befoins à remplir, il eft expofé à beaucoup moins de maux que
ce dernier.

Il convient de confidérer les chofes
dans l'état où elles font aujourd'hui ; la
foibleffe de notre exiftence, fi différente
de celle des premiers hommes, a continuellement befoin d'être fecourue, forti-
fiée & rapprochée de fa conftitution ori-

ginelle, dont elle tend toujours à s'éloigner; & quoique la Médecine passe pour la
plus incertaine & la plus conjecturale de
toutes les sciences, l'art de guérir n'en
est pas moins un art nécessaire. Les Phi-
losophes, les beaux esprits, les raison-
neurs, tant qu'ils sont en santé, peuvent, à leur gré, déclamer contre la plus
utile de nos connoissances; c'est à leurs
lits que les Médecins les attendent. Le
mal & la douleur font également taire
la raison & la folie. La nature, foible &
défaillante, a besoin de secours; elle
s'accroche alors à la premiere branche
qui se présente & s'y attache sans choix:
aussi, dans ces moments terribles, où
nos jours sont menacés, l'homme instruit & celui qui ne l'est pas, le Médecin & le charlatan sont presque toujours
également accueillis. C'est dans le temps
même que nous jouissons de toute l'é-
tendue de nos facultés, que nous devons faire le choix d'un Médecin : nous
pouvons calculer, alors, les avantages &
les inconvénients de nous attacher plutôt à celui-ci qu'à tout autre; mais lorsque la douleur nous presse, & que la
crainte de la mort nous tourmente,

ſommes-nous en état de nous recueil-
lir ſuffiſamment, pour faire un choix
dont nous n'ayons pas à nous repentir?

Le ſceptique *Montagne*, le plus rai-
ſonnable des Philoſophes, eſtimoit &
honoroit les Médecins, mais il mépri-
ſoit leur art : cet homme ſage, qui avoit
un ſi bon jugement, paroît en avoir
manqué dans cette occaſion ; ce n'eſt
pas l'art qui eſt fautif, ce ſont les Artiſ-
tes, qui raiſonnent trop & qui n'obſer-
vent pas aſſez. Nos connoiſſances ſont
ſi incertaines, notre raiſon eſt ſi chancelante, que nous ne devons pas nous
flatter d'aller jamais, d'un pas ſûr, dans
la route de la vérité, tant que nous n'y
marchêrons pas éclairés du flambeau de
l'obſervation, la ſeule & unique reſſource
qui nous reſte pour nous égarer le moins.

La nature de cet opuſcule, qui ne ſera
peut-être que le canevas d'un ouvrage
plus étendu ſur cette importante matiere, ne me permet pas d'entrer, aujour-
d'hui, dans le détail des recherches qu'il
y auroit à faire ſur les cauſes qui ont ſi
prodigieuſement rallenti nos progrès,
dans la recherche de la vérité ; je me
contenterai de remarquer que, ſi dans

l'établissement des sociétés littéraires des sciences & des arts, on s'étoit proposé d'observer, avant que de raisonner, nous serions déja arrivés au but, vers lequel nous ne faisons encore que le premier pas. (1)

____

(1) L'établissement de la Société royale de Médecine, qui a été fait dans cette vue, seroit une des plus belles institutions humaines, s'il n'avoit été un moyen de défunion & la pierre de scission, qui sépare en deux le corps des Médecins; défunion, qui nuira toujours aux avantages que ce sage établissement auroit procuré. C'étoit peut-être dans la faculté même de Médecine de Paris, qu'il convenoit de faire cette institution ; c'étoit ce corps entier qu'il falloit ériger en société observatrice, & laisser aux membres qui le composent le choix des Médecins, que l'on auroit chargés de la rédaction des mémoires & de la révision des observations, qui auroient été envoyées par tous les correspondants de cette société : alors dans des assemblées générales, qui se feroient faites dans des temps marqués, tous les membres de la faculté auroient nommé ceux de leurs confreres, qu'ils auroient jugés les plus dignes & les plus capables de remplir les vues du Gouvernement. Ces Médecins nommés & choisis par la faculté même, auroient eu leurs assemblées particulieres, dans lesquelles ils auroient examiné & discuté tout ce qui a rapport à cet établissement ; & le résultat de leurs délibérations, de leurs opérations, de leurs travaux, auroit été discuté & examiné de

Le principal objet vers lequel doivent se fixer toutes les vues du Médecin, c'est celui de guérir : pour guérir il doit avoir etudié les moyens avec lesquels on peut y parvenir. Cela suppose des connoissances préliminaires, sur la construction de la machine humaine, & quelques notions, non pas sur la maniere, dont les médicaments agissent , (1) mais sur les effets que

---

nouveau dans des assemblées générales du corps entier de la faculté de Médecine : de cette maniere, nous ne verrions pas la rivalité , la haine & l'animosité diviser un corps , qui auroit dû rester toujours uni.

(1) Quoiqu'on en puisse dire , nous ne connoîtrons jamais la maniere , le *modus* par lequel les médicaments agissent ; nous voyons bien leurs effets , mais nous ne savons pas comment ils les produisent. Par le moyen de l'analyse , nous avons beau décomposer les corps , désunir & séparer ce que la nature avoit réuni , nous n'en sommes pas plus avancés ; ces substances prises seules & séparément , ont plus ou moins de propriétés ; & en les réunissant de nouveau , nous ne pouvons jamais parvenir à en refaire un corps tel qu'il étoit avant sa décomposition. Le tartre stibié est une préparation chymique dont on connoît la composition ; y a-t-il un seul Médecin qui puisse

l'expérience nous a appris qu'ils opéroient ; & c'eſt ſeulement d'après ces vues générales , que l'homme ſage peut ſe permettre de raiſonner. Il n'y a donc pas de Médecin plus dangereux , que celui qui veut établir le traitement qu'il doit ſuivre , d'après le ſyſtême qu'il a imaginé ſur les cauſes de la maladie ; car s'il les devine mal , ce qui arrive preſque toujours , tant les opérations de la nature nous ſont cachées , à combien de ſortes de dangers le malade n'eſt-il pas expoſé ? puiſqu'indépendamment des riſques qu'il court par la nature du mal , il a encore à redouter tous les écarts & les faux raiſonnements

---

dire pourquoi & comment il fait vomir ? & ſi nous ne ſavons pas comment agiſſent les médicaments , que nous compoſons nous-mêmes , pouvons-nous eſpérer de découvrir jamais la maniere d'opérer de ceux que la nature nous donne tous préparés ? ſavons-nous pourquoi & comment le quinquina a agit dans la guériſon des fievres intermittentes & autres maladies périodiques? &c. pourquoi & comment l'opion fait dormir ? Si Moliere revenoit parmi nous, n'auroit-il pas raiſon de réſoudre cette derniere queſtion, en répondant : *Quia eſt in eo virtus dormitiva, cujus facultas eſt ſenſus aſſoupire.*

du Médecin auquel il confie le foin de fa fanté. (1)

Si j'en avois le talent, je chercherois à réfoudre ce problême ; favoir, fi jufqu'à préfent, la Médecine a été plus utile, qu'elle n'a été nuifible aux hommes ; mais de quelque façon que je fuffe obligé de conclure, il ne s'enfuivroit pas pour cela qu'on dût y renoncer. Le mal n'eft pas dans la chofe, je l'ai déja dit, mais dans l'abus qu'on en fait : & fi dans nos fouffrances, nous manquions des fecours, ou tout au moins, des con-

---

(1) Si je ne fuis pas auffi favant que beaucoup d'autres Médecins, ce n'eft pas ma faute : la nature, trop écônôme à mon égard, ne m'a pas départi cette portion d'intelligence, qui nous met à même de faifir du premier coup d'œil les objets les plus éloignés, & qui nous fait découvrir la caufe des effets les plus inconcevables ; & c'eft anffi par cette raifon & par la connoiffance que j'ai de mon infuffifance, que je n'aime pas à m'égarer dans l'explication des phénomenes qui arrivent dans les maladies. C'eft à la même caufe qu'il faut rapporter la referve & la parcimonie, avec lefquelles je traite mes malades ; car je ne conçois pas encore comment un Médecin peut avoir le courage, pour ne rien dire de plus, de prefcrire un remede fans s'être affuré, qu'au moins, s'il ne peut pas être utile, il ne nuira pas au malade ?

folations que nous offre la médecine, ne ferions-nous pas les plus malheureux de tous les êtres ? Nos maux ne deviennent fupportables, que parce que noûs avons l'efpoir de les voir finir. Le fcélérat condamné à périr fur l'échafaud, ne conferve pas long-temps l'ufage de fa raifon; l'horreur & l'épouvante que lui infpire la penfée de fa deftruction prochaine, renverfent toutes fes idées; fa tête fe perd, & il ne voit plus ni la roue, ni le gibet où il doit expier fes crimes.

Il faut pourtant convenir que, depuis que les lumieres de la bonne philofophie fe font plus répandues, les Médecins commencent à rentrer dans la route dont ils s'étoient fouvent écartés; on fe livre moins aujourd'hui à cet efprit hypothétique & de fyftême, qui vouloit tout expliquer ; on s'adonne davantage à l'obfervation, à la bonne médecine, à la médecine d'Hypocrate, qui ne nous a jamais égarés.

Il y avoit en Egypte une loi fort fage, concernant la médecine : pendant les trois premiers jours de la maladie, le Médecin ne répondoit de rien ; mais

ce temps expiré , s'il continuoit à foi-
gner le malade , il devenoit garant & de
fa vie & des frais de fa maladie. Si, parmi
nous, il y avoit une femblable loi d'établie , fûrement nous n'aurions pas autant de Médecins ; mais nous ne verrions pas des ignorants faire trafic de
la fanté & de la vie des hommes ; & ,
dans le fait , quel eft le Médecin inftruit , qui , dans les maladies aigues ,
les feules , fans doute , que la loi regardoit , ne peut pas acquérir , dans
les trois premiers jours, des connoiffan-
ces fuffifantes , pour s'affurer fi fon
malade peut ou ne peut pas guérir. Celui qui n'a pas cette connoiffance, doit
renoncer à fon art ; il ne fera jamais
digne de l'exercer. *Montagne* dit que
chez les Médecins , fortune vaut bien
mieux que la raifon : je ne faurois être
de cet avis. Le Général qui a perdu
fucceffivement plufieurs batailles , eft
plutôt inhabile que malheureux : il n'a
fu calculer ni fes forces , ni celles de
fon ennemi , ni fa pofition , ni fes avantages , ni les circonftances ; il n'a vu
ni les temps , ni les lieux ; il ne s'é-
toit pas affuré de l'amitié de fes fol-

dats , &c. &c. Il en eſt de même du Médecin : celui dont les ſuccès malheureux portent le deuil & la déſolation dans les familles, eſt à coup ſûr un Docteur mal-adroit ; il n'a connu ni le mal , ni ſa qualité , ni ſes dangers, ni ſa nature , ni ſes forces , ni ſes moyens, ni ſes reſſources , &c. Je ſais qu'il y a des maladies contre leſquelles tous les efforts de l'art deviennent inutiles ; (1) mais le Médecin inſtruit ſait les connoître ; & je ſais plus de cas de celui qui convient de ſon inſuffiſance, que de l'ignorant qui aſſure tout, parce qu'il ne connoît rien.

Je n'ai pas envie de devenir martyr de ma profeſſion ; mais j'en ai aſſez dit pour faire ſentir combien je pourrois en dire davantage ; j'ajouterai ſeulement ici que c'eſt ſur-tout dans les grandes Villes , que les Médecins font le plus de mal. Nous ſommes d'autant plus attachés à la vie, que nous en goûtons mieux les douceurs ; auſſi les hommes riches & puiſſants ont-ils preſque conti-

---

(1) *Non eſt in medico ſemper relevetur ut æger.*
Interdùm doctâ plus valet arte malum. **Ovid.**

nuellement befoin de Médecins , parce qu'ils les appellent dans leurs plus lége- res indifpofitions. La nature , qui , feule & avec fes forces , auroit pu les gué- rir , devient quelquefois infuffifante pour réparer le mal que les drogues leur ont fait. (1) Dans les Provinces , & fur-tout parmi le peuple , on n'appelle le Médecin que dans les circonftances les plus critiques ; & quelquefois, il faut en convenir, dans des moments où on pourroit s'en paffer ; car le plus fou- vent , ou le mal eft fans remede , ou la nature s'eft fuffi à elle-même : cela n'em- pêche pas que le Médecin ne faffe fon ordonnance ; mais après fon départ, la famille raifonne , difcute , délibere, chacun dit fon avis ; on calcule le prix de la drogue , les moyens du malade , fon dégoût pour les remedes , l'incerti- tude de leurs fuccès ; fouvent on finit par ne rien faire de ce qu'a prefcrit le

____

(1) **Je** ne vois nulle race de gens , fi-tôt ma- lade & fi tard guérie , que celle qui eft fous la jurifdiction de la médecine. Leur fanté même eft altérée & corrompue par la contrainte des régi- mes. . . . . Cette obfervation , qui eft de Mon- tagne , eft auffi vraie qu'elle eft exacte.

Docteur, & le malade n'en guérit pas moins. On peut conclure delà , que la portion de l'espece humaine, qui a le moins de richesses, & par conséquent le moins de moyens pour être plus éclairée , est précisément celle qui est la plus clair-voyante & qui raisonne le mieux.

J'en demande pardon à mes confreres, j'ai promis ma profession de foi, je viens de la faire ; d'ailleurs ce que j ai dit ne sauroit nuire à leurs intérêts. L'homme riche & malade sera toujours foible & crédule ; les Médecins lui seront donc nécessaires : je fais seulement des vœux , pour qu'on le soulage avec les moyens les plus simples & par les conseils les plus sages.

CHAPITRE

CHAPITRE II.

De Chateldon, sa situation, la nature
de son terrein, le génie & le caractere
de ses Habitants, ses ressources pour
la vie, la qualité de l'air, &c.

O fortunatos nimiùm sua si bona norint. . . . . **Virg.**

C Hateldon est une petite Ville
du Bourbonnois ; elle est à
six lieues de Riom, en Auvergne, à huit de Clermont-
Ferrand, à treize de Moulins, à vingt
de Lyon, & à quatre-vingt-dix de Paris. (I)

(1.) Chateldon est à six lieues de S. Gerand,
qui est sur la route de Paris à Lyon, en passant
par le Bourbonnois. On y a ouvert une route de
communication, qui seroit achevée sans les malheurs de la guerre ; cependant on y parvient ai-
sément & sans danger ; les chevaux de la poste de
S. Gerand y conduisent en rafraichissant à Cusset.

B

Il paroît que Chateldon étoit autrefois une ville bien peuplée & très-commerçante; la grandeur des boucheries qui subsistent, la grande quantité de boutiques fermées ou détruites, dont on voit encore les ruines, annoncent assez que cette Ville a dû fleurir par son commerce & par ses manufactures; mais sa situation au pied de plusieurs montagnes, plantées à pic, & qui l'entourent de toutes parts, l'a exposée aux ravages d'un torrent rapide, qui, dans les grandes eaux & dans les temps d'inondation, a dû souvent lui faire changer de face. On croit même que c'est de Chateldon, que les papeteries & les coutelleries ont été transportées à Thiers, qui n'en est éloignée que de deux lieues & demie. La chûte des terres dans les eaux, qui servoient aux manufactures, a sans doute causé la ruine de ces établissements, & a forcé les commerçants à porter ailleurs leur industrie & les restes de leur fortune.

Il y a à Chateldon une Communauté de filles de l'Ordre de Ste. Claire, dont la suppression aura lieu après la mort de la seule Religieuse qui y reftent. Si on réuniffoit le revenu de cette maifon à celui du Couvent des Cordeliers de la même Ville , qui n'eft occupé non plus que par un feul Religieux, on pourroit en former un établiffement bien plus utile , un Hôpital qui ferviroit d'afyle aux pauvres, auxquels les Eaux de Chateldon pourroient être falutaires.

Le terrein de Chateldon eft de la plus mauvaife qualité; il ne produit que du feigle & en petite quantité. Les montagnes qui entourent la Ville,& dont j'ai déja parlé, font prefque toutes compofées de rochers de chifte , recouverts d'une couche très-fuperficielle de terre graveleufe & jaunâtre ; cependant le befoin , pere de l'induftrie , a déterminé les habitants de ce lieu à tirer parti de ce fol ingrat. A force de travail , ils ont fertilifé des rochers ftériles , ils ont planté , fur ces montagnes efcarpées , des vignes qui produifent du vin d'une affez bonne qualité , c'eft la feule richeffe du pays : le raifin y eft délicieux.

Les habitants de ce canton ifolé , & prefque inconnu au refte de la terre , ont des mœurs douces & honnêtes;

sequestrés du commerce des autres hommes, ils n'en ont pas encore contracté les vices; affables & officieux, ils accueillent avec bonté les malades qui viennent à leurs sources, & ils s'empressent de leur procurer les secours qui sont en leur pouvoir. Depuis la découverte que j'ai faite des Eaux, ils ont rendu leurs habitations propres & commodes, & on y trouve maintenant des logements aussi agréables qu'aux autres Eaux minérales du Royaume.

On trouve à Chateldon du bœuf, du veau & du mouton comme dans les autres Villes de Province. Son voisinage de la riviere d'Allier, dont elle n'est éloignée que d'une demi-lieue, lui procure d'excellents poissons. Les ruisseaux des environs lui fournissent des truites d'un goût exquis, & la campagne du gibier en abondance. Les basse-courts y sont pourvues de bonnes volailles: on a donc à Chateldon, pour les ressources de la vie, tous les secours qu'on peut trouver en Province.

Quoique Chateldon soit entouré de montagnes, l'aspect n'en est pas désagréable ; (1) l'air fauvage qu'il préfente d'abord à ceux qui n'ont habité que des Villes opulentes, & des campagnes ornées & embellies par l'art, leur fait éprouver un fentiment délicieux, dont ils trouvent bientôt la caufe en eux-mêmes. Pourquoi ! s'écrient-ils d'abord, cherchons-nous à imiter à fi grands frais, dans nos parcs & dans nos jardins, quelques-unes des productions de la nature fauvage ? ce font de bien foibles efquiffes des belles horreurs que nous voyons ici.

Et en effet, on voit réunies à Chateldon prefque toutes les beautés & les productions de la nature, qui n'a pas encore fubi le joug de l'homme ; ces objets, dignes de l'admiration des fages, charment le loifir des malades, & concourent à leur rendre la fanté.

L'air que l'on refpire à Chateldon eft pur & falutaire ; on y voit fort peu

---

(1) Madame la Marquife de Colaincourt de Brantes, qui a été deux fois à Chateldon, compare la fource des vignes, par fa fituation, à la fontaine de Vauclufe, fi célebre par les amours de Petrarque & de la belle Laure.

B 3

d'infirmes, & pas un feul poitrinaire. (1)
Il eſt vrai que les hommes y font fobres,
frugals & laborieux : habitués à travail-
ler fur leurs rochers, ils ne font point
infectés par l'air corrompu, & chargé
de toutes fortes de miaſmes que l'on
reſpire dans les grandes Villes.

---

(1) Il y a quelques années que Gabrielle
Hereau auroit pu faire une exception à ce que je
dis ici. Cette femme crachoit le fang depuis plufieurs années, je la croyois véritablement pulmonique ; mais elle a été guérie par les Eaux de
Chateldon, & elle jouit encore de la meilleure
Santé. *Voyez mon traité des Eaux*, pag. 283.

CHAPITRE III.

Des Fontaines minérales de Chateldon, leur nombre, leur situation, les principes qui les minéralisent, leurs différences, &c.

Forſan & hæc olim meminiſſe juvabit . . . Virg.

J'Ai déja dit que c'étoit à la grandeur des maux, dont j'étois accablé, que le public étoit redevable de la connoiſſance des Eaux de Chateldon, & que c'étoit au hazard que je devois moi-même la découverte de ce remede ſalutaire.

Dans le traité que j'ai donné ſur ces Eaux, je n'ai parlé que de deux ſources minérales ; depuis cette époque, mes recherches m'en ont fait découvrir de nouvelles. On en compte aujourd'hui ſix différentes à Chateldon.

B 4

La premiere, celle qui est la plus anciennement connue, est appellée la fontaine des vignes; elle tire son nom de sa situation, au bas d'un côteau couvert de vignes.

Tout près de cette source, il y en a une seconde qui est absolument de la même nature, & qui contient les mêmes principes. Ces deux fontaines ne sont pas éloignées de la Ville.

La troisieme est appellée la fontaine de Madame; elle est à mi-côte d'une montagne couverte de broussailles.

On nomme celle qui est au-dessous, & qui en est éloignée de quelques toises, la fontaine du Seigneur; tout près de cette derniere, on voit la fontaine de S. Alyre, & à côté de celle-ci, la source qui est appellée la Marquise.

Les trois dernieres sources ne sont pas à plus de quatre pieds les unes des autres, elles sont enfermées dans le même bâtiment.

Les Eaux de Chateldon sont limpides, froides, salines, aérées, spiritueuses, martiales, aigrelettes & agréables au goût. Elles contiennent toutes de l'*alkali minéral*, de l'*acide marin volatil*, une terre analogue à la *magnéfie*, une fubftance martiale très-divifée, & beaucoup de *fluide élaftique*; de cette fubftance aérée, gazeufe, électrique, fi généralement répandue dans la nature, & qui joue un fi grand rôle dans l'économie animale; de ce fluide enfin dont on parle tant, & qu'on ne connoît pas encore affez. (1) On ne peut même guere douter que ce ne foit à la préfence de ce principe vivifiant, que les Eaux de Chateldon, qui en font fi abondamment pourvues, ne doivent leurs principales propriétés. Comment pourroit-on concevoir, fans cela, que quelques grains de fel & de terre, que l'on rencontre dans prefque toutes les Eaux minérales, puffent opérer des guérifons auffi furprenantes, & quelquefois auffi promptes que celles qui ont été produites par les Eaux de Chateldon? (2) & leurs effets ne font-ils pas une nouvelle preuve

____

(1) *Hoffman*, qui a tant & fi bien écrit fur les Eaux minérales, appelle ce principe, *efprit volatil éthéré minéral*; dénomination qui vaut infiniment mieux que celle de gaz, d'air fixe, d'air furabondant que quelques Modernes lui ont donnée.

(2) Voyez ci-après le cinquieme Chapitre.

B 5

que dans l'application des remedes, c'eſt moins au raiſonnement qu'à l'expérience & à l'obſervation qu'il faut s'en rapporter.

Quoique les différentes ſources d'Eaux de Chateldon contiennent toutes les mêmes principes minéraux, ils n'y ſont cependant pas dans les mêmes proportions. Les nouvelles expériences que j'ai faites, tant avec les réactifs employés avec l'Eau même, qu'avec les réſidus, que j'ai obtenus par le moyen de l'évaporation, ainſi que celles qui avoient été faites précédemment par MM. Raulin, Sage & Fourcy (1) font ſuffiſamment connoître que le fer, l'eſprit éthéré minéral ou l'acide gazeux, l'alkali minéral, la terre calcaire & l'acide volatil marin ſont dans des proportions différentes dans l'Eau des diverſes ſources ; & quoique les quatre fontaines de la montagne ſoient très-près les unes des autres, elles different cependant par la quantité & la qualité

______

(1) Voyez le parallele des Eaux minérales de France & de celles d'Allemagne, par M. Raulin. Voyez auſſi mon traité des Eaux de Chateldon.

de leurs principes, ainſi que par leur goût.

Les Eaux de Chateldon ne font efferveſcence avec aucun des acides, lorſqu'elles ſont froides; mais l'Eau des vignes, lorſqu'elle eſt chauffée, en fait une aſſez vive avec les acides vitriolique & marin.

Toutes ces Eaux, mêlées avec le ſirop violat, lui donnent une couleur verte, dont la teinte eſt plus ou moins foncée, relativement à la quantité de ſel & de terre calcaire contenue dans l'Eau.

L'huile de tartre & l'eſprit volatil de ſel ammoniac y occaſionnent des dépôts terreux, plus ou moins blancs, ſuivant la quantité de fer que la ſubſtance terreuſe entraîne dans ſa précipitation.

La noix de galle pulvériſée, mêlée aux Eaux, leur donne une belle couleur pourpre, qui eſt plus ou moins foncée, ſelon que l'Eau ſur laquelle on opere, eſt plus ou moins ferrugineuſe.

L'argent diſſout par l'acide nitreux, trouble & altere la tranſparence des Eaux, & la diſſolution mercurielle nitreuſe y produit un précipité, couleur d'ochre jaune.

L'Eau de la fontaine Madame eft la moins ferrugineufe, la moins faline & la moins terreufe de toutes les fources minérales de Chateldon ; mais elle eft auffi la plus légere, la plus gazeufe & la plus piquante de toutes ces fources ; elle fournit par chaque pinte d'Eau, évaporeé à ficcité, quinze grains de fubftance falino-terreufe, d'une couleur rouffeâtre : cette matiere diffoute dans deux onces d'Eau diftilée, a laiffé fur le filtre fix grains de terre calcaire : la liqueur mife en évaporation, dans une capfule de verre, au bain-marie, a fourni quatre grains d'alkali minéral, un peu coloré par la fubftance martiale qui paroît y être intimément adhérente.

L'Eau de la fource du Seigneur, traitée de la même maniere, a fourni, par chaque pinte d'Eau, vingt-quatre grains de matiere falino-terreufe, un peu plus rouffe que la précédente : ayant été diffoute dans l'Eau diftillée, il eft refté fur le filtre, par lequel on a paffé la liqueur, dix grains de terre de la même qualité que la premiere ; & par l'évaporation de la liqueur jufqu'à ficcité, j'en ai obtenu fept grains d'alkali minéral terreux, un peu moins coloré que le précédent ; d'où il résulte que le fer a moins d'adhésion avec la partie saline de cette Eau, qu'il n'en a avec celle de la fontaine Madame ; d'ailleurs, l'Eau de cette source est moins piquante & moins gazeuse que la premiere.

Par l'évaporation d'une pinte d'Eau de la fontaine S. Alyre, j'ai obtenu quinze grains de substance semblable à celle de la source Madame ; & en traitant ce résidu de la même maniere, il a fourni cinq grains & demi de terre, & quatre grains & demi de sel terreux, un peu plus coloré que le résidu salin de la fontaine Madame ; d'où il résulte que l'Eau de S. Alyre, qui est plus piquante que celle de la fontaine du Seigneur, mais qui l'est moins que celle de la source Madame, est aussi un peu plus ferrugineuse que cette derniere.

Deux livres d'Eau de la Marquise, évaporées à siccité, ont donné vingt grains de substance salino - terreuse, beaucoup plus foncée que les résidus des trois autres sources : après avoir fait dissoudre ce résidu dans deux onces d'Eau distillée, il est resté sur le filtre, par lequel j'ai paſſé cette ſolution , huit grains & un quart de terre calcaire rougeâtre ; & la liqueur miſe en évaporation , a donné quatre grains & un quart de ſel terreux , plus blanc qu'aucun de ceux des trois ſources précédentes ; d'où il paroîtroit que la ſubſtance martiale a moins d'union ici , avec le ſel alkalin de cette Eau , qu'elle n'en a avec celui des trois autres fontaines. Je dois ſur-tout obſerver que l'Eau de la Marquiſe eſt moins gazeuſe & moins piquante qu'aucune Eau des autres ſources , qu'elle eſt d'un goût plus inſipide , & qu'elle a une odeur de foie de ſouffre ſenſiblement marquée.

Il ſuit de ces expériences & de beaucoup d'autres que j'ai faites , tant avec les réſidus réſultants de l'évaporation , qu'avec l'Eau même des diverſes ſources ; 1°. que toutes les fontaines minérales de Chateldon ſont ferrugineuſes , ſalines & ſpiritueuſes ; 2°. que les deux ſources des vignes ſont les plus chargées de ces principes ferrugineux & ſalins; (1)

____

(1) Je ne répéterai pas ici les expériences que j'ai faites avec l'Eau des deux ſources des vig-

3º. que l'Eau de la source Madame & celle de S. Alyre contiennent le moins de principes fixes , mais qu'elles en ont plus de fpiritueux ; que l'Eau de Madame eft pourtant un peu moins ferrugineufe & un peu plus gazeufe que la S. Alyre ; 4º. que l'Eau de la fontaine du Seigneur eft , après l'Eau des deux fources des vignes , celle qui fournit

---

nes , elles font fuffifamment détaillées dans mon traité , auquel on peut recourir , fi on eft curieux de s'en inftruire ; mais je ne dois pas négliger de faire obferver de nouveau que l'analyfe eft d'une bien petite reffource , pour déterminer les propriétés médicinales des Eaux minérales , de quelque nature qu'elles foient. On peut juger par les procédés dont je viens de rendre compte , & par ceux qui font exprimés dans mon traité , combien ce moyen eft infuffifant ; puifqu'en faifant diffoudre les réfidus que j'avois obtenus par les premieres évaporations , en filtrant & en faifant évaporer de nouveau la liqueur qui avoit fervi à leur diffolution , j'ai perdu plus du tiers de ces principes fixes. Eft-il poffible , après des pertes auffi confidérables , de déterminer la quantité de chaque principe contenu dans l'Eau ; ne devons - nous pas penfer au contraire que tous ces procédés chymiques alterent & dénaturent les véritables principes conftitutifs des Eaux fur lefquelles on opere.

le plus de principes fixes , terreux &
falins ; & 5°. enfin que l'Eau de la Marquife eft plus ferrugineufe & plus terreufe que celles de la fource Madame &
de la S. Alyre , mais qu'elle eft moins
terreufe , moins faline & plus ferrugineufe que l'Eau de la fontaine du
Seigneur.

CHAPITRE IV.

Des propriétés générales & particulieres des Eaux minérales de Chateldon ; la maniere d'en faire ufage ; le temps le plus favorable pour les prendre à leurs fources , &c.

At enim mentiuntur homines de falfis aquis propter imperitiam. Hip.

SI pour fe délivrer des maux auxquels il eft expofé , prefque au moment de fa naiffance , l'homme s'étoit attaché à connoître la vertu des plantes qui croiffent fous fes pas , auroit-il eu befoin d'aller , fous un autre hémifphere , enlever à fes habitants celles que la terre y produit pour leur ufage ? Comment n'a-t-il pas fenti que les mixtes , dont la nature a pris foin de faire elle-même la combinaifon , étoient préférables à toutes ces compofitions monftrueufes que l'art a raffemblées dans les boutiques de nos Apothicaires ou qu'il a tirées des laboratoires des Chymiftes ? Sa raifon, ce don précieux dont il fe glorifie tant, le fert-elle auffi bien que l'inftinct qui guide les autres animaux ; (1) fuffit-elle

---

(1) S'il faut en croire Ariftote, Plutarque, Pline & quelques autres Ecrivains qui nous ont tranfmis leur croyance ou celle de leur temps , nous devons aux animaux la connoiffance de plufieurs médicaments. On attribue au cheval marin la découverte de la faignée (a) ; l'ufage des lavements à la cigogne (b) ; les propriétés de la chelidoine , pour les maladies des yeux , à l'hirondelle (c) & celles du fenouil , pour les mêmes maladies au ferpent. (d) C'eft le cerf, dit-on , & la chevre fauvage , qui nous ont fait connoître la vertu du dictame pour guérir les

(a) *Hippotamus in quadam medendi parte etiam magifter extitit.... atque ubi acutiffimum videt ftirpem , imprimens corpus , venam quandam in crure vulnerat , atque ita profluvio fanguinis morbidum aliàs corpus exonerat. Plin. hift. nat....* Ne feroit-il pas à defirer que cet animal eût gardé fon fecret pour lui , eu égard à la maniere dont on en abufe encore?

(b) *Simile quiddam & volucris in eadem ægypto monftravit , quæ vocatur ibis : roftri aduncitate per eam partem fe perluens , quâ reddi ciborum onera maximè falubre eft.....* Ho ! pour cette leçon, cet oifeau mérite bien que fon nom foit confervé dans nos faftes.

(c) *Chelidoniam vifui faluberrimam hirundines monftravere , vexatis pullorum oculis illa medentes. Plin.*

(d) *anguis hyberno fitu membrana corporis obducta fœniculi fucco impedimentum illud exuit , nitidufque vernat. Idem.*

même pour le préferver des malheurs auxquels fes paffions l'expofent chaque jour ; & ne le voyons-nous pas être continuellement le jouet, la dupe & fouvent la victime des frippons, des charlatants, & des ignorants qui lui vendent le poifon qui abrége fes jours ?

---

plaies (e), &c. &c. Ne pourroit-on pas, à plus jufte titre, rapporter au bœuf la connoiffance des Eaux minérales ! Il eft fûr au moins que cet animal connoît bien les propriétés de celles de Chateldon ; car pendant la belle faifon, on voit foir, & matin, les animaux de ce genre, accourir aux fontaines pour s'y défaltérer ; mais ce qui eft fur-tout digne de remarque, c'eft que, par la façon dont j'ai fait difpofer le conduit par lequel s'écoule l'eau de la fource des vignes, ces animaux ne peuvent s'y abreuver qu'en traverfant le torrent dans lequel fe vuide le canal, & comme deux bœufs ou deux vaches ne peuvent pas y boire, en même temps, on les voit à la file les uns des autres, s'arrêter au milieu du torrent fans y goûter d'eau, & attendre que leur tour de boire, au conduit, foit arrivé. Ces beftiaux ont, pendant cette faifon, le poil liffe, uni & luifant, & ils jouiffent de la meilleure fanté. Les malades, qui vont à Chateldon, y font tous les jours témoins de ce fait fingulier.

(e) *Dictamnum herbam extrahendis fagittis cervi monf-travere, percuffi eo telo, paftuque ejus herbæ ejecto.* Id.
..... *Non illa feris incognita capris*
Gramina, cùm tergo volucres hæfere fagittæ. Virg.

Les Eaux de Chateldon, par leurs principes minéraux, ont beaucoup d'analogie avec celles de Spa, ſi célebres & ſi connues ; mais elles leur ſont ſupérieures, par la plus juſte combinaiſon de leurs principes, & par leurs propriétés médicinales.

Ces Eaux ſont ſédatives, calmantes, anti-ſpaſmodiques, apéritives, toniques & rafraîchiſſantes ; elles aiguiſent l'appétit, facilitent la digeſtion, calment les chaleurs d'entrailles ; elles tempérent l'âcreté de la bile, font couler les urines, en appaiſent les ardeurs, & dans quelques circonſtances elles deviennent purgatives ; elles ſont toujours un excellent préparatif à l'uſage des purgations : en relachant & en détendant les fibres de l'eſtomac & du canal inteſtinal ; elles facilitent l'action des purgatifs & garantiſſent les membranes de ces viſcéres, de l'irritation trop vive & trop prompte que peuvent leur cauſer les drogues purgatives : auſſi les perſonnes qui font précéder leurs médecines par l'uſage de quelques bouteilles d'Eau de Chateldon, ſont toujours purgées doucement, ſans éprouver ni coliques, ni spasmes, ni épreintes.

En général , les Eaux de Chateldon conviennent dans les maladies des solides & particuliérement des nerfs, & dans celles qui dépendent de l'altération des fluides, de leur acrimonie, de leur épaississement: dans les pertes rouges & blanches des femmes, les pâles-couleurs, les flux hémorrhoïdaux, les laits répandus , les fluxions sur les yeux, les oreilles ; elles rétablissent les évacuations périodiques dérangées ou supprimées : il paroît même qu'elles ont la propriété de démasquer un vivus caché , (1) & par conséquent , de mettre à même de le combattre avec succès : on en fait usage dans les indispositions , qui font une suite de l'erreur & de l'abus dans le choix des plaisirs.

Dans le pays on les emploie pour la guérison des fievres intermittentes ; plusieurs observations prouvent qu'elles ont effectivement cette propriété ; mais elles réussissent mieux dans les fievres lentes , & les autres maladies dépen-

----

(1) Voyez la XXIX. Observation du chapitre suivant.

dantes de la dégénération des humeurs.

Indépendamment de ces propriétés générales, dont on dit que toutes les Eaux de ce genre font douées, celles de Chateldon font particuliérement affectées pour la guérifon des maladies de la peau, & de celles des voies digeftives ; aussi les emploie-t-on avec fuccès, dans les dartres, les rougeurs, les démangeaifons, les couperofes ; à la fin des éréfipelles & dans les autres éruptions cutanées, dépendantes de l'acrimonie, de la bile & de la dépravation de la lymphe ; mais c'eft, fur-tout, dans les maladies de l'eftomac, & dans celles des autres vifceres qui coucourent à la digeftion, qu'elles manifeftent plus promptement leurs effets falutaires ; aussi font-elles un remede affuré contre les vomiffements habituels, le dégoût, l'inappétence ; la tenfion de l'eftomac, les flatuofités, les borborifmes, les palpitations, les aigreurs, les diarrhées, les flux de ventre rebelles, &c. On doit fentir que ces Eaux, étant martiales & toniques, peuvent, en rétabliffant le reffort des inteftins, & en

détruifant les embarras des glandes mé-
fentériques , faire ceffer ces déjections
opiniâtres contre lefquelles on emploie,
fouvent fans fuccès , les remedes qui
paroiffent les mieux indiqués.

Outre ces propriétés, qui appartien-
nent à toutes les Eaux de Chateldon ,
elles en ont qui paroiffent affectées à
chaque fource particuliere.

L'*Eau* de la fontaine *Madame* & celle
de *Saint Alyre* , font les moins falines
& les moins ferrugineufes de toutes
celles de Chateldon ; mais elles font
auffi les plus légeres , les plus gazeufes,
les plus fpiritueufes ; elles paffent avec
la plus grande facilité , & pénétrent
aifément nos plus petits tubes capillaires : auffi conviennent-elles particuliérement dans les maladies nerveufes ,
dans les affections hyftériques & hypocondriaques ; dans les vapeurs qui dépendent fur-tout de la délicateffe , de
la fenfibilité & de la foibleffe des nerfs :
il y a des femmes qui ont les fibres fi
délicates & fi fenfibles , que les remedes les plus doux les agacent & leur
caufent des crifpations , des irritations ;
& quoique l'Eau de la fontaine des vi-

gnes, la feule qui, jufqu'à préfent, ait été exportée, ait généralement réuffi à tous ceux qui en ont fait ufage, j'ai pourtant vu quelques perfonnes qui n'ont pu la fupporter, (1) effet que j'attribue fur - tout à la plus grande quantité de fer que contient l'Eau de cette fource, la plus ferrugineufe de toutes celles de Chateldon.

M. *Pomme*, à qui nous devons de nouvelles vues fur le traitement des affections vaporeufes, confeille, dans la nouvelle édition de fon traité des maladies nerveufes, l'ufage prefque continuel des bains tiédes ou froids ; les lavements, l'eau de veau, d'agneau ; le petit lait, les bouillons de poulets, de tortues, de grenouilles, &c. & à la fin les Eaux minérales froi-

---

(1) Madame de la Bove, Intendante de Bretagne, & mademoifelle de Gonfville, n'ont jamais pu fupporter l'ufage de l'Eau des vignes, tant elles ont le fyftême nerveux, fenfible & irritable ; cependant mademoifelle de Gonfville, après avoir pris l'Eau des vignes pendant quelques jours, éprouva, dans les organes digeftifs, une révolution qui a finguliérement raffermi fa fanté.

des

des. (1) Je dois des remerciements à M. Pomme, pour la façon également honnête & honorable, avec laquelle il m'a cité dans son ouvrage (2) : mais quoique sa théorie soit très-lumineuse, .& sa pratique, celle d'un Médecin instruit par l'expérience, j'espere qu'il ne trouvera pas mauvais que je ne sois pas tout-à-fait de son avis sur le traitement des affections hystériques & hypocondriaques ; ces maladies dépendent incontestablement de l'irritabilité du genre nerveux, de sa trop grande sensibilité & de son extrême mobilité. Le régime délayant & relachant, auquel M. Pomme assujettit constamment ses malades, convient bien dans les paroxismes nerveux, & dans le temps que les spasmes & les mouvements convulsifs se manifestent plus particuliére-

---

(1) M. Pomme est d'accord, à l'égard de ce dernier précepte, avec tous les auteurs qui ont écrit sur ces maladies...... Voyez Hoffin, Baglivi, Lieutaud, Raulin, Tissot, &c.

(2) Traité des affections vaporeuses des deux sexes, &c. par M. Pomme, nouvelle édition, de l'imprimerie royale, 1782, page 389.

C

ment ; mais les paroxifmes étant une fois paffés , on doit s'occuper des moyens d'en prévenir de nouveaux , ce qu'on ne fauroit toujours efpérer de fa méthode qui ne va pas à la caufe du mal.

Le racorniffement , que ce Médecin fuppofe dans les nerfs & dans les parties membraneufes , n'eft jamais qu'un état de fpafme, d'irritation & de crifpation , qui ceffe prefque toujours avec l'accès vaporeux , & fouvent fans le fecours des bains & des remedes délayants.

Les caufes qui déterminent ces mouvements nerveux & fpafmodiques font fi différentes , fi variées & fi multipliées, qu'on chercheroit inutilement, dans nos pharmacopées , les remedes propres à les guérir : les excès du plaifir & de la douleur , les peines de l'ame , les méditations profondes , la contention d'efprit , les délires de l'imagination , l'attente & la perte d'une grande fortune , une terreur fubite , une dévotion outrée , la crainte de la mort , des veilles pouffées trop loin , une application trop conftante à l'étude, une vie oifeufe

& fédentaire ; une maladie longue, traitée par de copieufes faignées & de fréquentes purgations ; des hémorragies abondantes, des pertes blanches ; la fuppreſſion ou le dérangement du flux menſtruel ; les débauches de l'amour, une difpofition héréditaire, & une infinité d'autres caufes peuvent toutes concourir à débiliter le genre nerveux, au point de lui laiſſer une difpofition à être mu vivement & violemment agité ; auſſi voyons-nous prefque toujours la fanté des vaporeux, des deux fexes, dépendre de la conftitution de l'atmofphere. Lorſque le ciel eft clair & ferein, que les vents d'*eft*, de *nord-eft* ou de *fud-eft* foufflent, que l'air n'eft ni trop froid, ni trop chaud, ces malades font ordinairement dans une fituation aſſez heureuſe ; l'efpérance renaît dans leur ame, la férénité fe montre fur leur vifage, & leur fatisfaction paroît dans leurs yeux ; ils fe plaifent, pendant cette heureuſe conftitution, dans la fociété de leurs amis ; ils fe livrent aux plaifirs, & ils en goûtent les douceurs ; mais les plaifirs mêmes, s'ils s'y abandonnent fans ménagement ; s'ils n'obfervent pas les regles de la modération, dans ceux de la table & de l'amour ; s'il leur furvient quelque peine d'efprit, qu'ils foient témoins de quelque fcene défagréable ; s'ils font furpris par un événement imprévu ; fi leur imagination eft troublée par des foins domeftiques ; fi la conftitution de l'air change tout d'un coup, fi le temps devient couvert, pluvieux, froid, nébuleux ; fi les vents prennent une direction contraire à celle qu'ils avoient ; il fe fait alors une révolution fubite dans leur machine frêle & fenfible ; la tranfpiration arrêtée ou fupprimée, les expofe aux mêmes accidents ; ils deviennent chagrins, inquiets, mélancoliques ; tout leur déplaît ; leurs amis les ennuyent, tout ce qui les entoure les fatigue ; ils foupirent après la folitude, ils voudroient refter feuls & ifolés, & fi on les quitte, ils fe plaignent qu'on les abandonne ; ils courent après les remedes, refufent fouvent ceux qu'on leur donne ; ils confultent leurs Médecins, ne font prefque jamais la moitié de ce qu'on leur prefcrit ; ils voudroient en changer chaque jour ; ce font des êtres malheureux par eux-mêmes & fatigants pour les autres : la plupart de ces accidents font, fur-tout, du département de l'affection hypocondriaque, qui eft plus longue, plus difficile & plus rebelle au traitement que l'hyftérie, dont les fcenes fe manifeftent chez le femmes par quelques-uns des fymptomes dont je viens de parler, & auxquels il s'en joint plufieurs autres, qui ne font pas auffi familiers aux hommes.

Elles éprouvent des maux de tête plus ou moins profonds ; quelquefois elles fe plaignent d'une douleur aigue, femblable à celle que leur cauferoit un clou qu'on leur enfonceroit dans le crâne ; c'eft ce que l'on nomme *clou hyftérique*. J'ai été confulté pour un homme hypocondriaque, au dernier degré, qui éprouvoit fouvent ce fymptome ; elles ont des fifflements d'oreilles, des vertiges, des tremblements, des palpitations, des laffitudes, des engourdiffements ; elles crient, chantent, & pleurent fans fujet : l'eftomac devient tendu & bourfouflé ; elles rendent beaucoup de vents par la bouche ; ce fymptome eſt auſſi très-familier aux hommes hypocondriaques ; quelques - uns ſont expoſés à des ſenſations paſſageres de froid & de chaud , dans différentes parties du corps , & particuliérement à la tête & le long de l'épine ; à des ſuffocations alarmantes ; d'autres éprouvent une toux ſéche , convulſive , des crachotements incommodes , des douleurs de dents , des battements aux arteres méſentériques cœliaques, à l'aorte, aux carotides ; le pouls eſt petit , inégal , intermittent ; quelquefois même il ſe perd , les extrêmités ſont froides : dans les paroxiſmes les plus violents , les femmes éprouvent des étranglements à la gorge , des convulſions , des ſyncopes ; elles perdent la parole , le pouls paroît éteint , elles ſont ſans mouvement , & ſi on ne s'étoit pas familiariſé avec ces accidents , quelquefois on les croiroit mortes.

Il réſulte de tous ces phénomenes, auxquels je pourrois en ajouter beaucoup d'autres , communs aux deux ſexes, que dans les affeċtions vaporeuſes , ce ſont les nerfs & les parties membraneuſes , qui jouent le principal rôle : on doit fentir que cette maladie, qui a fes temps de rémiffions, & dont les paroxifmes font plus ou moins fréquents, plus ou moins longs & plus ou moins violents, dans les divers fujets, ne peuvent pas dépendre du racorniffement, de la crifpation des nerfs, ainfi que le prétend M. Pomme, qui prend l'effet pour la caufe; auffi les bains, les pédiluves, l'eau de veau, de poulet, le petit lait, & tous les autres délayants dont on peut tirer le plus grand parti, durant les paroxifmes, font prefque toujours infuffifants pour guérir ces maladies.

On a dû obferver que chez les hypocondriaques, ainfi que chez les femmes hyftériques & vaporeufes, l'eftomac étoit conftamment lézé, qu'il ne faifoit jamais parfaitement fes fonctions : les preuves s'en tirent du défordre des digeftions ; le plus fouvent, les vaporeux ont un appétit défordonné, rien ne peut le fatisfaire ; ils mangent avec une avidité incroyable ; à peine font-ils fortis de table qu'ils s'y remettroient pour commencer un nouveau repas : d'autrefois ils font dégoûtés ; rien ne les tente, ils ont une pareffe pour le manger, dont ils ignorent la caufe, &, en général, toutes leurs digeftions font longues, lentes, pénibles, laborieufes & fatigantes : ils font tourmentés par des vents incommodes, des rapports acides, nidoreux, des aigreurs, des chaleurs âcres & cuifantes ; ils rendent, par la bouche, une pituite abondante, infipide, claire, ténue & quelquefois glaireufe : ils ont ordinairement le ventre ferré, ils font conftipés ; leurs garde-robes font rares, difficiles, laborieufes, leurs excréments, durs, noirs, féparés, femblables à des crotins de chevre ; d'autrefois, les matieres font liées, liquides, le ventre eft très-libre, les déjeétions font glaireufes, bilieufes, &c. Ces différentes manieres d'être, dépendent toujours du degré de tenfion, & de relachement du fyftême nerveux & membraneux ; & quoique les paroxifmes vaporeux fe manifeftent quelquefois, après des excrétions abondantes & d'une bonne confiftence, ces malades n'en font pas moins des vœux, pour la facilité de leurs garde-robes ; ces fortes d'excrétions leur font éprouver un bien-être auquel ils ne fauroient

affigner aucun prix. (1) Lorfque le ventre eft le plus opiniâtrément conftipé,
les urines font claires, limpides, fréquentes, abondantes ; elles reffemblent
à de l'eau claire ; dans cet état elles
font l'annonce d'un paroxifme prochain,
& c'eft alors le temps de faire ufage de
la méthode recommandée par M.
Pomme : enfin tous les vaporeux éprouvent, dans des degrés différents, les
accidents divers qui fervent à caracté-
rifer les mauvaifes digeftions.

____

(1) Il y a tel vaporeux qui donneroit la moitié
de fa fortune pour une felle abondante : j'en ai
connu un à qui j'en procurai une copieufe, fans
le fecours d'aucun remede ; la joie qu'il en reffentit
étoit fi vive, que je ne faurois mieux la comparer
qu'à celle d'une femme , qui, après une longue
ftérilité, auroit mis au monde un fils qui dût hé-
riter de fon nom , de fa fortune & de fes gran-
deurs. Ce malheureux malade fit conferver , pendant quelques jours, cette agréable production ,
pour la contempler à fon aife, & lui rendre, en
quelque façon, fes hommages : on voyoit alors
peintes , fur fon vifage , cette douce fécurité ,
cette volupté délicieufe qui annoncent la fatisfaction de l'ame & le contentement du cœur. Mais
cet enfant chéri devint bientôt le fujet des plaintes
& des regrets de fon pere , aucun de fes freres
ne lui reffembla.

J'ai dit que les variations & les changements de l'atmofphere faifoient des impreffions vives fur les organes des vaporeux ; je dois ajouter ici que c'eft à ces paffages fubits d'un temps fec, ferein & tempéré., à un air pluvieux, humide, froid & nébuleux, & *vice versâ*, qu'il faut rapporter les changements qui fe font dans la conftitution des malades ; phénomenes dont ils cherchent fouvent la caufe dans des fujets qui n'y ont aucune part, & dont ils ne peuvent fe rendre raifon : il y a tel vaporeux dont la fanté eft plus ferme & plus conftante durant un temps fec & froid, tandis qu'un autre s'accommode mieux d'une température chaude & humide : mais en général le vent du *nord*, fur-tout lorfque le ciel eft couvert & que l'air eft froid, eft très-contraire aux vaporeux ; ils s'accommodent mieux des vents d'*eft*, de *nord-eft* & de *fud-eft*, que de tous les autres.

Il ne fuffit pas, dans le traitement des maladies vaporeufes, d'avoir égard aux folides, on doit encore confidérer l'état des fluides. Comme les paroxifmes hif-tériques & hypocondriaques font tou-

jours accompagnés de l'érétifme , &
de la crifpation des parties nerveufes
& membraneufes, & particuliérement
de ceux de l'eftomac & du canal in-
teftinal ; le mouvement des liquides &
leur circulation doivent être finguliér-
rement gênés pendant ces accès , qui
font fouvent très-longs , & dont les re-
tours font quelquefois trop fréquents :
les tubes capillaires , féreux , fanguins ,
lymphatiques ; les veines lactées , les
vaiffeaux réticulaires, vafculeux, glan-
duleux ; enfin tous les petits vaiffeaux ,
de quelque nature qu'ils foient , & quelque forme qu'ils puiffent avoir, doivent
être néceffairement dans un état de
gêne , de contrainte , de fpafme, de
crifpation qui les force à refufer le
paffage aux fluides , pour lefquels ils
font deftinés ; d'où il réfulte néceffairement que les liqueurs arrêtées dans
leurs cours doivent, par la diffipation
de leurs parties les plus ténues, s'épaif-
fir, fe condenfer , devenir concrétes
& folides ; & conféquemment fermer ,
boucher, engorger les tubes capillaires ;
& c'eft de la multiplication de ces petites concrétions , de ces oblitérations

particulieres que naiſſent les grandes obſtructions & ces concrétions qui nous étonnent, quelquefois, par leurs volumes, leurs formes, leur ſituation & leur étendue.

Le nombre des vaiſſeaux étant ainſi conſidérablement diminué, les liqueurs circulent avec d'autant plus de peine, que les obſtacles ſont plus conſidéra-bles & plus multipliés; les humeurs doivent donc dégénérer & acquérir des qualités différentes de celles qui conſ-tituent la bonne ſanté. Ainſi, lorſque ces maladies ſont anciennes & invété-rées, les ſolides & les liquides ſont également viciés; &, dans le traite-ment, il faut avoir égard, non ſeule-ment aux divers degrés d'altération des fluides, mais encore à l'état des ſolides, d'où il réſulte qu'on ne doit pas s'at-tacher uniquement à reſtituer aux ſo-lides, la ſoupleſſe qu'il ont perdue, à les relacher & à les détendre; mais qu'il faut encore ouvrir les vaiſſeaux fermés, oblitérés, obſtrués; détruire les con-crétions lymphatiques, bilieuſes, &c. & rendre, en général, à toutes nos humeurs, autant au moins que la choſe eſt poſſible, & que l'état des malades le comporte, la fluidité, l'onctuoſité, la douceur, l'aménité & la conſiſtence qui leur eſt naturelle.

J'ai déja fait obſerver que l'expérience nous avoit appris que, dans les affections vaporeuſes, l'eſtomac & les autres viſceres, qui ſervent à la digeſtion, étoient toujours principalement & particuliérement affectés : on doit ſentir que l'altération & la dégénération de nos humeurs, dépendent primitivement du dérangement des organes digeſtifs ; car ſi la digeſtion ſe fait mal, le chyle qu'elle fournit, manque des qualités requiſes pour former le ſang, la lymphe, ainſi que les autres liqueurs, & les conſtituer tels qu'ils doivent être, pour la conſervation & l'entretien de la bonne ſanté ; ainſi il eſt eſſentiel de fixer principalement ſes regards ſur les vices digeſtifs, afin d'y remédier par les ſecours les plus ſûrs & les moyens les plus puiſſants ; & comme, juſqu'à préſent, il n'y a point de remede connu auſſi propre à rétablir les organes de la digeſtion, que les Eaux minérales ferrugineuſes, & que, dans le nombre de toutes celles que nous connoissons, il n'y en a aucune, dont les succès soient aussi constants & aussi assurés, pour opérer cette importante révolution, que celles de Chateldon ; il s'ensuit que c'est à l'usage de ce remede qu'il faut principalement s'attacher.

Les organes digestifs étant une fois rétablis, les sucs nourriciers qu'ils fourniront, ayant acquis la consistance & le degré d'aménité qui en constituent l'essence, ils seront plus propres, en se travaillant dans les différents couloirs, destinés à leur élaboration, à entretenir nos forces, & à reparer les pertes que nous faisons continuellement, par les voies ouvertes pour toutes les excrétions : alors les solides auront plus de consistence, ils résisteront mieux aux impulsions étrangeres : l'air, ses différentes modifications, ne feront plus la même impression sur le système nerveux ; il ne sera plus, ni si sensible, ni si irritable ; il diminuera de mobilité ; nos perceptions, il est vrai, en feront moins vives, nos sensations agréables en feront moins délicieufes : (1) mais la perte que nous ferons de ce côté, peut-elle entrer en confidération avec les peines, les douleurs & les fouffrances que nous éprouvons, lorfque ce font des objets défagréables qui nous affectent, & qui font mouvoir nos refforts fenfitifs ?

Les Eaux de Chateldon, en rétabliffant les digeftions, concourent donc, en même temps, à la guérifon des maladies vaporeufes : on trouve, dans ce remede, le véhicule délayant, relachant, humectant, que M. Pomme regarde comme le feul & l'unique moyen propre à rendre, aux nerfs & aux parties membraneufes, la détente & la fouplefle dont ils font privés, & à la perte defquelles il rapporte tous les phénomenes vaporeux.

Indépendamment de l'avantage qu'ont ces Eaux d'agir comme adouciffantes, délayantes & humectantes, elles ont

____

(1) Les vaporeux, des deux fexes, fentent plus vivement que les autres hommes ; toutes leurs perceptions agréables font plus actives ; ils goûtent même plus délicieufement les plaifirs de l'amour ; mais qu'ils paient cher cet avantage par l'intenfité de l'amertume qui accompagne leurs fouffrances !

encore celui d'être un excellent apéritif & un tonique affuré : c'eft à la préfence du fer, à fa grande divifibilité,
à fon mélange avec l'*alkali minéral* & la
magnéfie qu'elles contiennent, qu'on
doit attribuer ces propriétés. Et la fubftance *gazeufe*, fpiritueufe, aériforme
dont elles font fi abondamment pourvues, n'eft-elle pas le plus grand & le
plus puiffant des anti-fpafmodiques ; le
plus propre à calmer les mouvements
tumultueux & irréguliers des nerfs, à
en arrêter les contractions, à en diminuer les fpafmes, les crifpations, & à
remédier enfin à ce racorniffement auquel M. Pomme attribue tous les accidents de l'hyftérie, & de l'affection hypocondriaque ?

J'ai obfervé, ainfi que prefque tous
les auteurs qui ont écrit fur les maladies
vaporeufes, que ces affections étoient
toujours accompagnées ou compliquées
avec des embarras dans les vifceres ab-
dominaux ; qu'il y avoit des obftructions au foie, à la rate, au pancréas ;
que l'épiploon, les glandes du méfen-
tere étoient engorgées, & que ces divers
accidents étoient plus ou moins confi-

dérables, fuivant & relativement à l'ancienneté & à l'intenfité de la maladie.

Quoique les Eaux de Chateldon foient
un apéritif doux & fort actif, il peut
pourtant arriver que ce remede foit infuffifant, pour enlever les embarras qui
fe font formés dans les vifceres du bas
ventre, fur-tout fi les engorgements
ont une certaine étendue, & qu'ils aient
acquis beaucoup de confiftence par leur
ancienneté : on peut alors affocier à
ces Eaux d'autres apéritifs, des fondants
plus actifs : c'eft à la prudence des Médecins à en faire le choix, & à en diriger l'application : dans ces circonftances, & dans plufieurs autres où je ne
crois pas les Eaux affez actives pour
détruire les obftructions, enlever les
engorgements, ouvrir les couloirs, &
ramener la vie, dans la partie malade,
je leur affocie des pillules favoneufes
& fondantes, que je fais préparer avec
l'extrait de quelques plantes mucilagi-
neufes & apéritives qui, en fe prêtant
à l'action des Eaux, en reçoivent elles-
mêmes des fecours pour agir avec plus
d'éfficacité fur les parties obftruées &
engorgées ; j'ai même obfervé que ces

plantes , cueillies aux environs de Chateldon & dans ses montagnes , étoient
infiniment plus puissantes que celles
que l'on récolte dans les terres grasses ,
fécondes , humides , qui fournissent
beaucoup de sucs nourriciers aux substances végétales ; mais de quelque espece que soient les remedes que l'on
jugera à propos d'associer aux Eaux ,
on doit avoir l'attention de n'en employer aucun qui puisse agacer , & irri-
ter le genre nerveux , qu'il ne faut jamais perdre de vue , dans le traitement
de ces maladies.

Indépendamment de ces moyens cu-
ratifs , les malades ne sauroient appor-
ter trop d'attention , pour se garantir
des dangers & des accidents , auxquels
les exposent les changements subits de
l'atmosphere ; ils doivent donc être toujours suffisamment vêtus , afin d'entretenir la transpiration , autant qu'ils le
pourront , dans la même égalité ; mais
il ne faut pas , pour cela , qu'ils menent
une vie sédentaire & casaniere ; au
contraire , l'exercice leur est absolument indispensable ; celui du cheval
leur convient le mieux , les longues

promenades à pied, & par un temps doux & agréable, leur font auffi très-avantageufes : le foulagement qu'ils éprouveront de l'exercice pris en voiture, fera proportionnée aux fecouffes qu'ils y reffentiront ; ainfi, les voitures qui ont les refforts doux & liants, font celles qui leur conviennent le moins ; & fi la *décence* le permettoit, je ne connois pas de remede auffi affuré que le cahotement des charettes.

Le régime de la table doit être encore d'une très-grande confidération pour cette forte de malades ; les vaporeux doivent donc fe nourrir d'aliments faciles à digérer ; ne jamais furcharger leur eftomac, & attendre la fin d'une digeftion, avant de commencer un nouveau repas.

On eft dans l'ufage de leur interdire le café ; cependant, lorfque les digeftions font lentes, longues, difficiles & laborieufes, non feulement cette liqueur ne leur eft pas nuifible, elle leur eft, au contraire, très-avantageufe, pourvu qu'ils en ufent avec modération ; je leur permets même quelquefois, à la fin d'un grand repas, un petit doigt de liqueur, dont ils fe trouvent bien. On voit que ma méthode n'eſt pas celle de tous les Médecins, mais l'expérience me l'a diſtée; j'ai prévenu, d'ailleurs, que j'aimois mieux obſerver que raiſonner.

Il eſt inutile d'avertir ici que les vaporeux doivent ſe livrer à tous les genres de diſlipation qui leur ſont agréables, pourvu, cependant, qu'ils ne commettent pas d'excès dans leurs plaiſirs : ils éviteront, avec ſoin, les ſpeſtacles douloureux, les aſſemblées triſtes & chagrines, la compagnie des perſonnes qui leur déplaiſent, la ſolitude, la contention d'eſprit; les longues méditations, les contraintes de la gêne établies par l'uſage ; enfin, ils doivent ſe conduire, à cet égard, comme des malades auxquels le régime de ceux qui ſe portent bien ne convient pas.

J'ai déja dit pluſieurs fois, & en des termes différents, (1) ce que je répéte

____

(1) Voyez les Journaux de Médecine, des mois de mai & juin 1756, oſtobre 1761, août 1763, août & ſeptembre 1765, décembre 1767, février 1768, mars & août 1769; le ſupplément au Journal de Médecine, 1770, &c.

ici ; les remedes les plus fimples font toujours les plus fûrs, dans leurs effets, & les moins dangereux dans leur application. Ce n'eft pas le Médecin qui guérit , c'eft la nature , dont il n'eft que le miniftre , qui fait ufage de toutes fes forces pour fe débarraffer de l'ennemi qui l'opprime : fi, par elle-même, elle eft infuffifante pour expulfer cet ennemi, (la maladie) c'eft alors que le Médecin doit lui prêter fon fecours, & ajouter, à fes forces, celles que les médicaments peuvent lui fournir.

Quelquefois la nature, encore trop vigoureufe, oppofe une réfiftance fupérieure à l'activité du mal, & fi on ne modéroit fes efforts, elle travailleroit elle-même à fa propre ruine, en ne mefurant pas la proportion qu'il doit y avoir entre le choc & la réfiftance ; c'eft, fur-tout, dans ces occafions que le Médecin fait faire preuve d'habileté, en enchaînant lui-même la nature, en l'arrêtant dans fon cours, & en lui oppofant l'effet des remedes, que nous nommons *évacuants*, *tempérants* : tels font, la faignée, les purgations, &c. Mais qu'on y prenne bien garde ! fi on abuſe de ces remedes, on cauſe des maux auxquels il eſt bien difficile de remédier.

Dans preſque toutes les maladies *aigues*, dans celles qui s'annoncent ſouvent par les ſymptomes les plus effrayants; une ſimple infuſion, des plantes les plus communes, ſuffit ordinairement pour les conduire à une heureuſe terminaiſon; on n'a, alors, ni récidive à craindre, ni convaleſcence longue & douloureuſe à eſſuyer.

Les maladies que l'on nomme *chroniques*, celles qui durent quelquefois pluſieurs années, exigent, de la part du Médecin, plus d'activité que les premieres: les efforts de la nature ſont preſque toujours inſuffiſants pour la faire ſortir victorieuſe du combat; elle a beſoin de ſecours, mais ils doivent être proportionnés à la force du mal, à ſa qualité, à ſon opiniâtreté & à ſa réſiſtance; & c'eſt encore parmi les végétaux, c'eſt dans l'extrait des plantes dont je peux faire le choix, que je trouve des armes ſuffiſantes pour les combattre. Ces médicaments, joints aux Eaux minérales, ſuffiſent preſque toujours pour

vaincre les maladies les plus rebelles.
Il y a plus de trente ans que j'exerce la
médecine, & je n'ai été heureux, *je ne
dois pas craindre de le dire* , que depuis
que je me suis mis à observer, & que
sans méprifer les raisonnements, ils
n'ont occupé que la feconde place dans
ma logique. Celui qui veut trouver la
caufe du mal avant d'y appliquer le
remede, fera prefque toujours un Médecin malheureux, parce qu'elle eft trop
difficile à deviner. Vainement, dira-t-on,
que c'eft aller en tâtonnant, fe conduire
en aveugle, & qu'avant d'attaquer une
maladie, on doit connoître ce qui la
produit. Je fais que, malheureufement
pour les malades, cette doctrine n'a
encore que trop de partifants : mais ces
grands docteurs, ces raifonneurs infa-
tigables, peuvent-ils, ainfi que les Médecins qui favent obferver, prononcer
fur l'événement des maladies, & en
prédire d'avance l'iffue heureufe ou
malheureufe ? *Sydhenam* , l'hipocrate
des Anglois, ce grand Médecin qui a
été furnommé le Médecin *Symptomati-
que* , ne jugeoit - il pas plus fûrement
d'une maladie par fes effets, & ne la

combattoit-il pas avec plus de fuccès, que s'il s'étoit attaché à en rechercher la caufe, fur laquelle il eft fi aifé de fe méprendre ? *Hipocrate*, *Baglivi*, *Baillou*, enfin tous les Médecins qui ont emporté nos regrets, & qui ont répandu tant de lumieres dans l'art difficile de guérir, & parmi les modernes, ceux qui l'illuftrent encore, n'ont-ils pas été ou ne font-ils pas tous plutôt des obfervateurs que des Médecins raifonneurs ?

Cette digreffion m'a entraîné beaucoup plus loin que je ne me l'étois propofé ; cependant, comme elle eft toute à l'avantage des malades, j'efpere qu'ils me la pardonneront, en faveur du bien qu'ils peuvent en retirer. Je reviens.

Quoique l'eau de la fontaine du *Seigneur* contienne très-peu de fer, elle en a cependant un peu plus que celle de la fontaine *Madame* ; elle eft auffi plus faline que cette premiere, mais elle contient moins d'acide volatil marin ; l'eau de cette fource pouffe vivement par les urines, & elle convient particuliérement dans les maladies de l'urétre, dans celles des reins & de la veffie ; elle eft propre à divifer les molécules graveleufes,

veleufes, & les glaires qui fe forment dans les vifceres deftinés à la fécr tion & à l'excrétion de l'urine ; on peut donc l'emp oyer avec fuccès dans les coliques néphrétiques, l'ifchurie, la rétention d'urine & généralement dans toutes les maladies dépendantes du vice des organes, qui fervent à la fécrétion de l'urine & de la liqueur féminale.

L'*Eau de la Marquife*, tant à caufe de fes principes falins, terreux & ferrugineux, qu'à raifon du foie de fouffre qu'elle contient, paroît plus particuliérement convenir aux maladies de poitrine ; extrêmement douce, légere & apéritive, elle eft propre à ouvrir les véficules pulmonaires, à les déterger, les lubrifier ; à adoucir l'acrimonie de la lymphe, à en faciliter la circulation ; je dois même faire obferver ici qu'on doit la découverte de cette fontaine, & de fes propriétés, au fecrétaire de madame la marquife de Grave, qui, le premier, la reconnut en 1780. (1)

---

(1) Voyez la **XXIII** Obfervation du chapitre qui fuit.

D

On m'a reproché, plus d'une fois, que je généralifois trop les propriétés des Eaux de Chateldon ; que j'en étendois trop les vertus ; que je leur en attribuois même qui impliquoient contradiction, telles que celles d'être toniques & calmantes, apéritives & rafraîchiffantes, &c. Cette objection, qui d'abord pourroit féduire des efprits peu inftruits, n'a jamais été faite par des Médecins éclairés : ils favent, auffi bien que moi, que l'action des médicaments eft relative à leurs principes conftitutifs & à la difpofition des organes fur lefquels ils agiffent,& que les mêmes remedes pris dans des cas différents opérent des effets différents. Un remede peüt tendre les folides, les fortifier en donnant du ton & du reffort aux fibres qui les compofent &, dans une autre circonftance, ce même remede peut les détendre & les relacher, en corrigeant les fluides qui tenoient les fibres dans un état de conftriction, d'irritation ou de fpafme : les Eaux de Chateldon peuvent donc, par leurs parties aqueufes, terreufes, & par le principe vivifiant qui y domine, délayer, fondre, adou-

cir les fels âcres & irritants, qui, d ns
certaines conftitutions maladives, agacent les fibres nerveufes, & occafionnent des crifpations, des irritations, des
fpafmes, comme cela arrive fréquem-
ment chez les femmes hyftériques, vaporeufes, & chez les hommes hypocondriaques & mélancoliques. Ces mêmes
Eaux agiffent comme toniques, ainfi
que je l'ai déja obfervé, à raifon du fer
qu'elles contiennent, lorfqu'on les emploie dans des maladies qui dépendent
de la foibleffe, du relachement & de
l'ine.tie des folides ; & dans des cas
différents, elles deviennent apéritives,
tant à raifon de leurs parties falines,
que de leur principe martial & fpiritueux. M. de *Sauvages*, que les fciences
ont perdu, cet homme auffi grand phi-
lofophe que favant Médecin, étoit fi
pleinement convaincu que les médicaments n'ont que des propriétés ré-
latives, qu'il ne craint pas de dire,
que *les remedes, par eux-mêmes, ne font ni
falubres ni infalubres, & que les aliments
même font quelquefois l'effet des poifons.* (1)

----

(1) *Medicamina, per fe, nec falubria funt nec*

Ainfi, loin d'avoir trop étendu les propriétés des Eaux minérales de Chateldon, loin d'en avoir exagéré les vertus, il paroît, au contraire, que je les ai circonfcrites dans des bornes trop étroites ; & l'expérience nous fait découvrir tous les jours quelques-unes de leurs vertus bienfaifantes : à ne confidérer que leurs principes conftitutifs, on doit fentir combien ces Eaux doivent être avantageufes, dans le traitement des maladies, qui dépendent de la *cacochilie* alkaline, vers laquelle nos humeurs ont une fi grande propenfion ; auffi font-elles propres pour prévenir & arrêter la cachexie fcorbutique, & même pour guérir le *fcorbut*, (1) par la même raifon, l'ufage de ces Eaux doit garantir & préferver de la *fuette*, des maladies exhantématiques, & de la plu-

---

infalubria ; occafio & difpofitio ægrotantis, cui applicantur, totum difcrimen facit ; ita ut optima in cafu folidorum ftimulatorum marcotica, in cafu torpidorum veneno fiant..... Modus utendi itaque facit ex veneno medicamentum & ex medicamento venenum... de Sauvag. Pathol. Method.

(1) Voyez la XL Obfervation du Chapitre fuivant.

part de celles qui font le produit de la fabure putride des premieres voies, & de la diffolution du fang qui en eft quelquefois une fuite ; maladies auxquelles on eft plus expofé dans nos provinces maritimes, que dans les autres endroits du royaume ; on voit donc combien l'ufage des Eaux de Chateldon peut devenir avantageux aux marins, pour les préferver des maladies auxquelles les aliments dont ils font obligés de vivre, fur les vaiffeaux, & l'air de la mer, les expofent continuellement.

L'expérience a appris, à prefque toutes les perfonnes qui font ufage des Eaux de Chateldon, qu'elles font beaucoup moins expofées aux fluxions catharales, aux rhumes & aux autres indifpofitions qui dépendent de la fuppreffion de la tranfpiration & des viciffitudes de l'air. La raifon en eft fimple & évidente ; ces Eaux, en donnant du ton & du reffort aux folides, doivent augmenter leurs forces, & les rendre conféquemment plus propres à réfifter aux impreffions malfaifantes qu'elles peuvent éprouver des variations de l'atmofphere ; & outre la propriété qu'elles ont de fortifier nos folides, elles ont encore celle d'entretenir les fluides dans l'état de fluxilité, de douceur, d'aménité, fi néceffaires à leur libre circulation, & de leur procurer cette confiftence qui leur donne la force de réfifter plus long-temps à la dégénération alkaline putride, vers laquelle nos humeurs ont une propenfion fi conftante ; il eft fûr, au moins, qu'elles entretiennent la fraîcheur du teint ; qu'elles procurent le fommeil en tempérant l'âcreté des humeurs; qu'elles donnent de l'embonpoint, & qu'elles font propres, par conféquent, à prolonger nos jours & à éloigner les infirmités de la vieilleffe ; d'ailleurs elles n'aggravent aucune des maladies pour lefquelles on en tente l'ufage. Si *Montagne*, qui comptoit fi peu fur les fecours de la médecine, mais qui ne regardoit pas les Eaux minérales, comme un remede inutile, avoit connu celles de Chateldon, il fe feroit fans doute exprimé avec plus d'énergie, encore, qu'il ne l'a fait en parlant des Eaux minérales. (1)

____

(1) J'ai vu, par occafion de mes voyages,

Depuis que les Chymistes ont fait des recherches sur le fluide *gazeux*, *aérien*, & qu'ils se font assurés qu'il entroit dans la composition de toutes les Eaux minérales ; que c'étoit même à la présence de ce principe spiritueux, que les Eaux que l'on nommoit autrefois *acidules*, & que l'on appelle aujourd'hui *gazeuses*, *aériennes*, &c. devoient leurs principales propriétés ; ils se font attachés à imiter ces produits de la nature, se persuadant follement qu'ils pouvoient en composer de la

---

quasi tous les bains fameux de la chrétienté, & depuis quelques années ai commencé à m'en servir ; car en général j'estime le baigner salubre, & crois que nous encourons nos légeres incommodités en notre santé, pour avoir perdu cette coutume, qui étoit généralement observée au temps passé, quasi en toutes les nations, & est encore en plusieurs de se laver le corps tous les jours.... Et quant à leur boisson, la fortune a fait premiérement, qu'elle ne soit aucunement ennemie de mon goût ; secondement, elle est naturelle & simple, qui au moins n'est pas dangereuse, si elle est vaine ; de quoi je prends pour répondant cette infinité de peuples de toutes sortes de complexions qui s'y rassemblent... Essais de Michel de Montagne.

D 4

même qualité, & que par ce moyen on pourroit, par la suite, se dispenser de recourir à ces sources salutaires, puisqu'on avoit toujours, sous la main, les moyens d'en préparer de semblables.(1)

---

(1) Il n'y a pas long-temps qu'ayant apperçu chez un célèbre Apothicaire de Paris, plusieurs flacons qui avoient pour étiquettes, *Eaux Minérales de Spa*; je lui demandai s'il vendoit de ces Eaux : non seulement, me dit-il, j'en vends, mais encore je les fais moi-même. Comment ! Monsieur, vous faites les Eaux de Spa ! je demandai à en goûter, & j'avoue avec toute la sincérité dont un honnête homme doit faire profession, que ces eaux ne ressembloient pas plus aux Eaux naturelles de Spa, que l'eau de la mer ressemble à l'eau douce. Qu'on juge, après cela, des effets qu'il faut attendre dans la pratique de la Médecine de ces eaux factices. Les légumes que nous confisons pour l'hiver, sont-ils comparables, par leur goût, à ceux que nous mangeons pendant la saison qui les produit ? Comment qualifiéroit-on celui qui nous indiqueroit les moyens d'en préparer d'artificiels ? Les *Adeptes*, ces hommes sans jugement, qui ont passé leur vie à la recherche de la *pierre philosophale*, n'ont-ils pas tous été rélégués dans la classe, & quelquefois dans la maison *des foux* ?

Qu'on dise au Chymiste le plus habile de faire un choux ou une laitue ; s'il y réussit, je croirai qu'il peut aussi composer des Eaux minérales. Par l'analyse chymique du choux & de la laitue,

Ces Chymiftes, s'ils font Médecins,
n'auroient-ils pas mieux fait de concourir, par leur conftance, à obferver les effets des Eaux naturelles, pour
la guérifon des maladies, que de perdre un temps précieux à fuivre des procédés qui, quoiqu'ils en puiffent dire,
feront toujours fort éloignés de ceux
dont la nature fe fert dans fes opérations; (1) parce que cette mere féconde,

---

on en retire de l'air, de l'eau, du fel & de la terre;
c'eft auffi ce que nous fourniffent les Eaux minérales dans leur analyfe : ces différentes fubftan-
ces ne different donc que par la différente maniere
dont leurs principes font combinés.

(1) Que penferoit-on d'un Miniftre des finances
qui, au lieu de calculer les befoins & les reffources
de l'état, de s'occuper des moyens de lever des
fubfides par les voies les plus douces & les moins
onéreufes, d'en faire la difpenfation avec la plus
grande économie, & pour les befoins les plus
urgens, s'amuferoit à fabriquer de l'or artificiel,
c'eft-à-dire, à faire de la *fauffe monnoie :* un tel
Miniftre ne groffiroit-il pas bientôt le catalogue
des Miniftres inutils, dangereux & fans talents?
Defcendez dans le laboratoire d'un Chymifte de
profeffion, il vous dira, au milieu de fes fourneaux & des creufets dont il eft entourré, qu'il a
le pouvoir de décompofer tous les corps, d'en
féparer les principes, de les réduire à leurs élé-

en nous offrant, en tant d'endroits différents les tréfors de fes riches productions, nous a fuffifamment avertis qu'elle
fe réfervoit à elle feule fon fecret, & que
nous ferions des efforts auffi inutiles
qu'infructueux pour le deviner. C'eft
donc de leurs fources mêmes, que nous
devons tirer les Eaux minérales, lorfque

---

ments, & en les réuniffant de nouveau, de rétablir
ces mêmes corps & de leur rendre leur premiere
forme. Plus heureux qu'Archimede, à qui il n'a
manqué qu'un point d'appui pour faire mouvoir
l'univers, au gré de fes defirs; le Chymifte, avec
l'eau, l'air, la terre & le feu qu'il peut manier
à fa fantaifie, pénétre dans les fecrets les-plus
cachés de la nature; il en découvre le myftere; il
la fuit dans toutes fes opérations, & il a la puif-
fance de l'imiter, fi parfaitement, qu'on ne dif-
tingue plus fon ouvrage d'avec celui de cet Artifte
merveilleux.

J'ai connu un Chymifte affurément fort inftruit
& d'une fcience très-profonde; je l'ai vu, dans une
de fes leçons de chymie, fe vanter, publique-
ment, d'avoir trouvé le moyen d'embrafer l'univers & de le réduire en cendres: heureufement pour
nous, *chetives créatures*, il eft mort avec fon
fecret! mais que favons-nous! un autre, peut-être,
auffi inftruit, mais moins fage, eft fur le point de
produire cette terrible cataftrophe.

nous n'avons pas les moyens de nous rendre fur les lieux.

Les Eaux de Chateldon font, ainfi que toutes les autres Eaux minérales, beaucoup plus actives à leurs fources que lorfqu'elles en font éloignées ; cependant elles fupportent bien le tranfport, à l'exception néanmoins de l'Eau de la *Marquife*, qu'on ne doit boire que fur les lieux. Par le tranfport, ces Eaux laiffent précipiter la fubftance martiale qu'elles tenoient fufpendue à leurs fources ; ce dépôt, lorfqu'on agite les bouteilles, altere un peu la tranfparence de l'Eau, mais il ne lui donne aucun nouveau goût ; d'ailleurs on a la liberté de le laiffer au fond des bouteilles, ce qui eft un nouvel avantage pour les perfonnes qui ont les nerfs fi fenfibles, que la moindre parcelle de fer les agace ; événement que je n'ai obfervé que deux fois, ainfi que je l'ai déja dit. Je dois ajouter ici que la fubftance martiale eft en fi petite quantité dans l'Eau de la fontaine *Madame*, & dans celle de *Saint-Alyre* que, par le plus long repos, ce dépôt eft à peine fenfible dans l'Eau de ces deux fources.

Il convient de boire les Eaux de Chateldon froides ou légérement dégourdies au bain-marie ; froides, elles font plus falutaires pour les eftomacs foibles & pareffeux.

On peut ufer de ces Eaux dans tous les temps de l'année, & s'il eft à propos de les chauffer, c'eft fur-tout pendant l'hiver, lorfqu'on les prend fans mélange & dans la matinée.

La dofe ordinaire eft d'une bouteille chaque jour, bue le matin ou aux repas ; mais on peut en prendre une plus grande quantité, ce font les circonftances & la nature de la maladie qui doivent en déterminer la dofe ; feules ou mêlées avec le vin, elles perfectionnent finguliérement la digeftion, & c'eft fur-tout dans le cas des mauvaifes digeftions, & des maladies de l'eftomac que j'en confeille l'ufage aux repas ; étant mêlées avec les aliments, elles fourniffent un chyle plus parfait, mieux travaillé & conféquemment plus propre à réparer nos forces.

Si, après avoir mangé, on reffent des aigreurs, des pefanteurs, des gonflements à l'eftomac, un ou deux verres de ces Eaux, bues après le dîner, font disparoître tous ces accidents : on éprouve alors cette douce satiété qui accompagne toujours les bonnes digestions.

Ces Eaux n'interdisent l'usage d'aucuns des aliments qui ne sont pas contraires à la santé ; on peut, en les prenant, manger toutes sortes de fruits & de légumes; elles s'allient très-bien avec le lait; quelquefois même il est à propos de les mêler avec cette substance alimenteuse, sur-tout lorsque la poitrine est foible, délicate ; qu'il y a de la toux, des crachements de sang & beaucoup d'acrimonie dans les humeurs : dans ces cas, on doit préférer l'Eau de la fontaine *Madame* ou celle de *Saint-Alyre* : si on étoit sur les lieux, ce seroit l'Eau de la *Marquise* qu'il faudroit boire. C'est pendant la matinée, seulement, qu'on peut prendre les Eaux ainsi coupées avec le lait; lorsqu'on les prend le matin, il suffit de mettre un quart-d'heure d'intervalle entre chaque gobelet.

Quoiqu'il ne soit pas nécessaire de se purger avant de commencer les Eaux de Chateldon, il peut pourtant y avoir telle circonſtance qui exige l'uſage d'un leger *minoratif* ; on doit alors s'en rapporter à la prudence de ſon Médecin : j'ai vu quelquefois ces Eaux paſſer avec peine, dans les premiers jours, couler enſuite avec la plus grande facilité après une légere purgation : ainſi, à cet égard, je ne ſaurois établir aucune regle générale ; mais je crois devoir prévenir que, ſi on ſe tourmente par de fréquents purgatifs, tandis qu'on boit les Eaux de Chateldon, on ne doit s'attendre à preſqu'aucuns des bons effets qu'elles ont coutume de produire, lorſqu'on les prend avec la ſageſſe, & la prudence qu'il convient d'employer. Sans déſapprouver l'uſage des purgations, je ne crains pas de dire qu'on abuſe trop ſouvent de ce moyen curatif ; ce remede qui réuſſit lorſque l'eſtomac & les inteſtins ſont farcis de crudités, de matieres indigeſtes ; lorſque la bile eſt viſqueuſe, gluante, trop épaiſſe, qu'elle circule avec peine, qu'elle engorge ſes vaiſſeaux ; que la bouche eſt amere, qu'il y a des nauſées, du dégoût, des douleurs de tête, de l'aſſoupiſſement, de

la pefanteur dans les membres ; lorfqu'enfin on éprouve plufieurs des fymptomes qui indiquent tant la plétore des
vaiffeaux fanguins que la plénitude
des premieres voies , fans doute , il eft
fage alors d'évacuer, par un purgatif, ces
humeurs crues , indigeftes & furabon-
dantes qui furchargent la machine ;
mais on ne doit jamais oublier que les
purgatifs agiffent prefque toujours en
irritant, en crifpant l'eftomac : ils y
occafionnent des fecouffes qui le forcent à fe débarraffer des matieres qui
y font contenues ; ils font le même
effet fur les inteftins , & toujours par
l'intermede des nerfs , qui font le fiege
de nos fenfations : ainfi on ne doit recourir à ce remede , que lorfqu'il y a
des indications preffantes qui nous y
forcent ; mais ! malheur à ceux qui paffent la moitié de leur vie fur leur
chaife percée ; ils fe préparent des infirmités qui , en augmentant leurs fouffrances , creufent leurs tombes & abrégent
leurs jours.

J'ai dit que les purgatifs agiffoient en
irritant, en agaçant , en crifpant les
folides , & par conféquent en les ten-

dant : la détente & le relachement fuc-
cédent prefque toujours à cet état de
crifpation, à moins que l'érétifme ne
fubfifte après la purgation, ce qui eft
un accident très-fâcheux, & un indice
qu'on a été purgé fans néceffité ou qu'on
l'a été trop vivement : dans les cas de
relachement qui fe manifeftent par la
ftupeur, l'engourdiffement des membres, la pareffe à fe mouvoir, la propenfion au fommeil, l'indifférence pour
les plaifirs, la diminution des forces,
le dégoût ou l'inappétence pour les aliments ; dans cet état, dis-je, *d'apathie*
qui eft le premier degré de la *cachexie*
humide, il n'y a point de remede qui
réuffiffe auffi bien que les Eaux de Chateldon, & il convient, fur-tout, de recourir à ce remede, fi on veut prévenir les fuites fâcheufes de cet état *ca-
chectique*, dans lequel les folides & les
fluides font également viciés.

On eft déja fi pleinement convaincu
de l'efficacité des Eaux minérales de
Chateldon, pour conferver la fanté,
qu'on en fert habituellement, à Paris,
fur les tables des perfonnes les plus diftinguées, par leur naiffance & par leur

fortune ; cés Eaux, d'ailleurs, mêlées avec le vin ont un goût si agréable qu'on les boit avec sensualité ; elles peuvent même servir à faire connoître si un vin est naturel ou *frelaté* ; dans ce dernier cas elles en altérent la couleur ; elles changent aussi celle des vins qui commencent à tourner ; mais en même temps elles les rendent plus potables.

Les effets que produisent les Eaux de Chateldon font plus ou moins prompts, plus ou moins sensibles, suivant & rélativement à la nature de la maladie, à son ancienneté, à la constitution du malade, &c. Lorsqu'on en fait usage poür les maladies de l'estomac, on s'apperçoit bientôt de leurs vertus bienfaisantes ; & si tous les malades n'en retirent pas des fruits aussi constants, c'est plutôt leur faute que celle du remede. Il y a telle maladie pour laquelle il convient d'en continuer l'usage pendant cinq, six mois & même davantage, tandis qu'un mois ou six semaines peuvent suffire dans une circonstance différente. Il y a trois ans que madame la marquise de *Voyer*, fait usage des Eaux de Chateldon à ses repas ; avant cette

époque, ses digestions étoient si pénibles, qu'on peut dire qu'elle ne digéroit
rien ; cette dame a trouvé cette boisson
si agréable, & si avantageuse à son estomac, qu'elle la continue par habitude.
Plusieurs autres personnes distinguées,
de la capitale & des provinces, font
aussi, depuis quelques années, un usage
presqu'habituel de ce remede, qui les
garantit de différentes indispositions
auxquelles elles étoient sujettes.

J'ai dit que les Eaux de Chateldon
étoient plus actives à leurs sources que
lorsqu'elles en étoient éloignées ; il
seroit inutile d'observer ici que leurs
effets y sont aussi plus assurés & plus
prompts : mais il convient de faire connoître la saison la plus favorable pour
se rendre à ces fontaines.

Comme le pays est montueux, qu'il
est dominé par les montagnes du Forez
& de l'Auvergne ; on y éprouve, durant les équinoxes, des variations assez
fréquentes dans la constitution de l'air.
Pendant l'été, sa température y est assez
constante : ainsi la saison la plus favorable pour prendre les Eaux à Chateldon, s'étend depuis la fin du mois de

mai jusqu'au commencement d'octobre,
qui est ordinairement le temps des ven-
danges , & comme les raisins y sont excellents , j'ai vu plusieurs malades y
prolonger leur séjour , pour s'y procurer cette jouissance , qui est sur-tout
avantageuse aux vaporeux des deux
sexes.

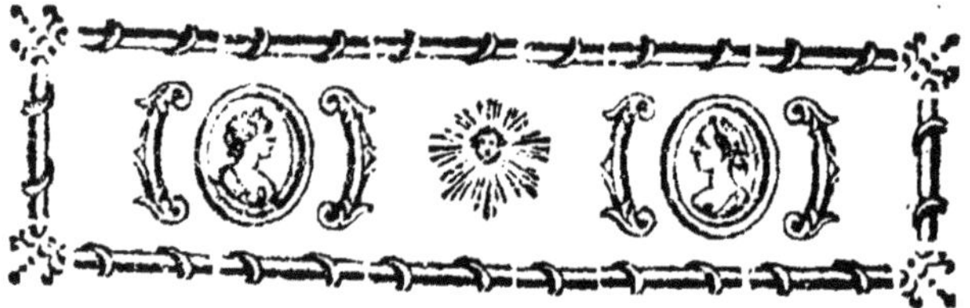

CHAPITRE V.

Obſervations ſur les effets produits par les Eaux minérales de Chateldon.

Ornari res ipſa negat, contenta doceri ... Manil.

Uoique les Eaux de Chateldon ne ſoient connues que depuis quelques années , elles ont cependant déja ac-quis tant de célébrité , que, ſi je voulois raſſembler toutes les obſervations qu'elles m'ont fournies , j'en ferois un gros volume : mais , afin de ne pas fatiguer les Lecteurs par des répétitions inutiles , j'ai préféré de ne leur en préſenter que quelques-unes des plus intéreſſantes que j'ai choiſies , dans chaque genre de maladie , les plus propres à faire connoître les véritables propriétés des Eaux : on en trouvera même quelques-unes , qui ont déja été publiées dans d'autres ouvrages ; & fi on en voit qui foient feules & ifolées fur quelques efpeces de maladies , c'eft que les cas , pour lefquels ces Eaux ont été employées , ne fe font préfentés qu'une fois , ou bien parce que je n'ai pas été inftruit de leurs effets.

Si je n'ai pas nommé toutes les perfonnes qui font le fujet de ces obfervations , c'eft que je connois les bornes dans lefquelles un Médecin doit fe renfermer , & je n'ai pris la liberté d'en faire connoître plufieurs , même des plus diftinguées , par leur naiffance & par leurs rangs , que parce que les maladies , dont elles ont été guéries , étoient du nombre de celles qui font inhérentes à la conftitution humaine , & abfolument indépendantes du dérangement des organes , foumis à l'empire de la volonté ; de celles enfin dont l'on peut avouer que l'on eft atteint , fans rougir : j'ai penfé d'ailleurs que ces noms refpectables feroient taire la méchanceté & la calomnie , & qu'on ne révoqueroit plus en doute la vérité des faits , qui fervent à conftater les propriétés que j''ai attribuées aux Eaux.

PREMIERE OBSERVATION.

Pertes rouges ; suppressions, irrégularité du flux menstruel.

Françoise Sechaud, de la Paroisse de Saint - Clément, en Bourbonnois, étoit déja mere de sept enfants, lorsqu'elle eut, à l'âge de trente-trois ans, une perte rouge, qui dura huit jours, & pour laquelle elle fut saignée sans nécessité : quinze jours après, le flux menstruel parut & se régla pendant cinq mois, temps où cette femme devint enceinte pour la huitieme fois : cette grossesse fut assez fâcheuse, ainsi que les deux années qui lui succederent: les regles, pendant cet intervalle, coulerent irréguliérement ; il y avoit quelquefois quinze jours, trois semaines de distance entre les deux époques, & d'autrefois six semaines.

Françoise Sechaud devint encore enceinte ; la fin de cette neuvieme grossesse fut pénible & fatigante ; cependant la mere allaita son enfant ; elle le nourrit pendant vingt mois : après neuf mois de nourriture, le flux menstruel parut, il coula sans régula-

rité , fut fupprimé pendant fept femaines ; cette fuppreffion fe termina
par une perte qui dura un mois. Depuis
cette époque , la malade voyoit tous
les quinze jours ; mais cette révolution,
qui étoit fort abondante , ne duroit que
vingt - quatre heures ; tantôt le fang
étoit chaud & brûlant ; il cauloit des
cuifons ; d'autrefois il étoit froid &
faifoit une impreffion femblable à celle
qu'opere la glace appliquée fur le
corps.

Tel eft le détail que me fit de fa
maladie Françoife Sechaud , lorfqu'elle
vint me confulter , au commencement
de feptembre 1778 : elle étoit alors âgée
de trente-fept ans , & elle continuoit à
perdre tous les quinze jours , pendant
vingt-quatre heures feulement , comme
je l'ai déja dit , un fang tantôt brûlant,
tantôt glacé : les pertes étoient toujours
précédées par des maux de cœur : le
teint étoit pâle & plombé ; il n'y avoit
plus d'appétit , mais une langueur extrême ; le pouls étoit un peu fiévreux :
cette fituation , qui étoit une fuite des
groffeffes nombreufes & des pertes fréquentes auxquelles la malade avoit

été expofée, indiquoit également la foiblefle du fyftême vafculeux, la débilité des nerfs & la dépravation des fluides, & particuliérement celle du fang.

Les Eaux de Chateldon me parurent propres à rétablir l'ordre dans les mouvements de la nature : leurs principes falins, ferrugineux & gazeux pouvoient remplir les diverfes indications qui fe préfentoient : auffi, par leur ufage, que Françoife Sechaud commença, à Chateldon, le 18 feptembre, & qu'elle continua pendant tout le mois d'octobre, les folides reprirent-ils le *ton* dont ils étoient privés depuis long-temps, & qui eft fi néceflaire au libre exercice de leurs fonctions, & les fluides acquirent la confiftance dont ils ont befoin pour fuivre le cours auquel ils font deftinés, qui, lorfqu'il s'exécute bien, conftitue la bonne fanté. A cette époque, les évacuations périodiques fe rétablirent parfaitement, la couleur tannée du teint fit place au coloris de la nature ; l'appétit revint ; il ramena les forces & la fanté dont cette femme a continué de jouir.

OBSERVATION

OBSERVATION II.

Suppreſſion du flux menſtruel : fievre.

Gilberte Fradele , de la Paroiſſe du Mayet , âgée de quarante - cinq ans, vint à Chateldon au mois de juin 1781 : cette femme, d'un tempérament bilieux, éprouvoit , depuis dix mois , des chaleurs ſi prodigieuſes , à la région dorſale , qu'elle en comparoit l'effet à l'impreſſion qu'auroit pu lui faire un tiſon ardent , qu'elle auroit eû dans les entrailles ; la chaleur du lit aggravoit ſes ſouffrances , & depuis long-temps elle étoit obligée de coucher ſur la paille : ſes regles étoient ſupprimées , & c'eſt vraiſemblablement à cette ſuppreſſion qu'on doit rapporter la cauſe de ſes maux : la malade, qui avoit une grande douleur de tête , manquoit d'appétit : une fievre quarte vint calmer un peu ces accidents , ſans en détruire la cauſe : pluſieurs remedes furent employés ſans ſuccès ; la malade les vomiſſoit preſque tous , ainſi que les aliments qu'on lui donnoit.

Je la mis auſſi-tôt à l'uſage des Eaux : au bout de huit jours la fievre ceſſa ;

l'appétit se rétablit, la douleur de tête disparut, & les chaleurs ardentes commencerent à se calmer ; quinze jours après, les regles coulerent & mirent fin à la maladie : cette femme se rendit chez elle en bonne santé, après avoir passé un mois à Chateldon, où elle étoit venue par les conseils de M. Picaut, Chirurgien à Ferrieres.

OBSERVATION III.

Pertes rouges : digestions dérangées.

Madame la Comtesse de Chateauchinon a souvent éprouvé des pertes rouges, qui ont mis, quelquefois, sa vie en danger ; des maladies de langueur & le dérangement des organes digestifs en ont été les suites ordinaires. (1) La santé de cette Dame n'a

(1) Ce qui m'étonne toujours, c'est qu'il y ait encore des Médecins qui ont recours à la saignée, pour remédier à cet état de foiblesse & de relâchement, du système vasculaire de la matrice : cependant l'expérience & l'observation auroient pu leur faire connoître que la saignée, loin d'arrêter l'hémorragie, ne faisoit au contraire que la prolonger ou en augmenter l'intensité ; & en supposant même que ces pertes puissent dépendre de la dissolution des humeurs,

commencé à être plus ferme & moins chancelante, que depuis qu'elle fait usage des Eaux de Chateldon, qui font actuellement sa principale boisson.

C'est à l'usage du même remede que M. le Comte de Chateauchinon, son époux, attribue son rétabliffeme t d'une maladie affez grave, & dont la convalefcence traînoit en longueur.

OBSERVATION IV.

Rhumatifme; vapeurs, fievre.

Une Demoifelle de la Rochelle, âgée de vingt-cinq ans, n'étoit point encore rétablie, au mois de janvier 1782, d'une fievre qui avoit été très-

de leur ténuité, de leur acrimonie, de la défunion des globules rouges d'avec la partie féreufe & mucilagineufe, qui fert à les unir & à donner du corps au fang, la faignée, dans l'une & l'autre fuppofitions, n'eft-elle pas conftamment un remede plutôt nuifible qu'avantageux ? tels font les abus que les raifonnements mal dirigés perpétuent, pour le malheur de l'efpece humaine : on ne voit pas que ces pertes abondantes de fang ne font prefque jamais le produit de la pléthore, mais bien celui de la foibleffe des folides ou de la dépravation des fluides, que les évacuations fanguines ne peuvent qu'augmenter.

répandue, à la Rochelle, pendant les automnes de 1779 & 1780 : cette fievre lui avoit laissé une enflure qui subsistoit autour des articulations ; elle avoit des douleurs de rhumatisme, & éprouvoit, avant & après l'époque des maladies périodiques, des attaques de vapeurs qui duroient trois ou quatre jours. Le sommeil étoit mauvais & interrompu ; il n'y avoit pas d'appétit, & la malade étoit dans un grand état de foiblesse & de maigreur.

Après quinze ou vingt jours de l'usage des Eaux de Chateldon, qu'elle prit au mois de mars 1782, elle commença à en ressentir les bons effets : M. Bouhier, Prêtre de l'Oratoire, & Curé de Notre-Dame de la Rochelle, m'écrivit au mois de juillet suivant, que si les attaques vaporeuses n'avoient pas entiérement cessé, elles avoient considérablement perdu de leur intensité, depuis un mois ; que la malade avoit été beaucoup purgée depuis cette époque ; que le sommeil & l'appétit étoient revenus ; que les urines charioient & formoient un dépôt blanc, très-abondant ; que les mois n'avoient jamais été interrompus, & que cette Demoiselle continueroit les Eaux jusqu'au temps auquel elle se proposoit de se rendre à Chateldon, pour y perfectionner sa guérison.

OBSERVATION V.

Rhumatisme, maux de nerfs.

M. de Fontenay, Receveur des impositions royales du Bailliage d'Autun, m'écrivit, le 8 juin 1782, que, pendant tout l'hiver, il avoit fait usage, avec le plus grand succès, des Eaux de Chateldon pour des douleurs de tête habituelles, des maux de nerfs & des douleurs vagues de rhumatisme.

OBSERVATION VI.

Vomissements, coliques, &c.

Madame Pelvey, de Caën, âgée d'environ quarante ans, étoit sujette, depuis plusieurs années, à des vomissements habituels : aliments solides ou liquides, elle rendoit tout, presqu'aussitôt après l'avoir pris ; elle avoit des coliques violentes & des maux de nerfs continuels : maigre, sans forces & sans appétit, rien n'avoit pu la soulager. Les

Eaux de Chateldon, qu'elle but pendant les mois de mai & juin 1782, firent cesser les vomissements & les autres accidents, dont elle se plaignoit.

OBSERVATION VII.

Vomissements, dartre.

Mademoiselle du Ponchet, demeurant chez Madame de Chamilly, aux grandes écuries du Roi, âgée d'environ quarante ans, éprouvoit, depuis plusieurs années, des vomissements qui revenoient chaque jour ; une dartre couperosée, couvroit une partie du visage & particuliérement le mentòn, & ajoutoit encore au désagrément de sa situation ; elle paroissoit dépendre de la même cause que les vomissements, je veux dire que cette derniere maladie étoit le produit des sucs mal préparés par les organes de la digestion.

Les Eaux de Chateldon, que l'on conseilla à cette malade, arreterent, dès les premiers jours, les vomissements qui la fatiguoient : les digestions se firent mieux, l'appétit revint, & j'ai lieu de présumer que Mademoiselle du Ponchet est entiérement rétablie, ne l'ayant plus vue depuis le 17 août 1781 , temps auquel elle me fit part elle - même du foulagement que lui avoient procuré les Eaux.

OBSERVATION VIII.

Coliques , conftipation.

Une femme de Madame de Caze , âgée de trente-huit ans , étoit fujette, depuis très-long-temps , à des coliques violentes , qui lui caufoient des tiraillements , des conftrictions à la région de l'eftomac ; elle manquoit d'appétit, le ventre étoit fi pareffeux , qu'elle reftoit ordinairement quinze jours , & même plus , fans aller à la garde-robe ; d'ailleurs elle étoit fort maigre : Madame de Caze lui fit boire les Eaux de Chateldon en 1781 , qui la rétablirent dans l'efpace de trois ou quatre mois ; lorfque je la vis l'année derniere, elle jouiffoit de la meilleure fanté.

OBSERVATION IX.

Vomiffement : dérangement du flux menftruel.

Madame Mermillod , femme d'un Horloger , rue Saint Louis , près le

Palais , éprouvoit des vomiſſements habituels, qui avoient amené le dégoût, la maigreur, la perte des forces & le dérangement du flux périodique ; cette malade étoit dans un état de langueur & de ſouffrance fort inquiétant : les Eaux de Chateldon, qu'elle but l'année derniere à Paris, lui rendirent bientôt la ſanté.

OBSERVATION X.

Dévoiement habituel.

Madame la Comteſſe de la Noue, d'un tempérament bilieux, avoit l'eſtomac dérangé depuis bien des années : ſon ſommeil étoit interrompu, agité, fatigant, elle paſſoit peu de bonnes nuits ; toutes ſes digeſtions étoient pénibles & laborieuſes, un dévoiement habituel la tourmentoit & elle manquoit d'appétit ; quoique ſon Medécin n'eût pas jugé à propos de lui laiſſer prendre les Eaux de Chateldon, dans le temps où elle ſe propoſoit d'en faire uſage, ſans doute, parce qu'il ne les connoiſſoit pas encore aſſez, cette Dame ne laiſſa pas de les eſſayer, & elle s'en trouva d'abord ſi bien, que, de son propre motif, elle se détermina à les continuer ; le succès a parfaitement répondu à son attente : les voies digestives se sont rétablies, le dévoiement a cessé, l'appétit est revenu, & maintenant cette Dame paroît se bien porter.

OBSERVATION XI.

Étouffements, vomissements.

La femme d'un nommé Aubert, domestique chez M. le Comte de Tréville, chef d'escadre des armées navales, étoit exposée, pendant le travail de la digestion, à des étouffements si considérables, qu'elle excitoit la compassion des personnes qui étoient témoins de ses souffrances : si le vomissement se joignoit à cet état fâcheux, il abrégeoit ses douleurs : lorsque je fus consulté par cette malade, je lui fis connoître qu'elle ne pouvoit attendre du soulagement que par un long usage des Eaux, dépense à laquelle sa fortune ne pouvoit pas suffire : cependant, pour la satisfaire, je lui en procurai deux bouteilles ; si je n'étois pas en état d'établir ce fait, on auroit peine

ces revenoient chaque jour, les chairs & la graiſſe recouvroient déja les os, la crainte de la mort s'étoit enfuite, la gaieté & le deſir de vivre en avoient pris la place : mais dans ce monde ſouvent le bonheur n'eſt pas de durée. Madame B.... avoit amené avec elle ſon fils unique, à Chateldon : il faiſoit ſes délices : les diſpoſitions naturelles de cet enfant annonçoient déja qu'il auroit beaucoup d'eſprit & des paſ-ſions qu'on auroit de la peine à con-tenir : il fut pris d'une petite vérole, du plus mauvais caractere, qui l'em-porta, après quarante jours des plus cruelles ſouffrances ; cet accident, que la prudence hnmaine ne pouvoit ni prévoir ni éviter, fut un coup ter-rible pour la mere. Tous les maux, auxquels elle avoit été expoſée, vin-rent l'aſſaillir de nouveau : ſpaſmes, convulſions, déſeſpoir, chagrin, perte d'appétit, ſuppreſſion du flux menſ-truel, augmentation de pertes blanches, tout ſe réunit pour rappeller les maux paſſés, & pour les aggraver en quel-que façon. Cette Dame partit donc de Chateldon, ſans être guérie.

On lui fit encore de nouveaux remedes à Paris , mais ils avoient peu
de succès; elle n'avoit cependant pas
abandonné les Eaux ; après bien des
souffrances , on lui conseilla de changer d'air ; elle alla à la campagne ;
elle y a langui long-temps , mais elle
vient de me marquer , qu'après avoir
éprouvé des douleurs atroces dans les
entrailles , elle avoit rendu , par les
selles , une quantité prodigieuse de
matiere laiteuse , grumelée , semblable à
du lait caillé , & que depuis cette
époque elle se portoit infiniment mieux,
& que les fleurs blanches avoient cessé. Si cette matiere est ainsi que
cette Dame le prétend , le lait même
qu'on soupçonnoit de s'être épanché
depuis sa derniere couche , ne faut-il
pas convenir, comme je l'ai déja re-
marqué , que la nature a des ressources
dont il nous est impossible de déterminer la cause?

OBSERVATION XIV.

Pertes blanches & rouges , lait répandu.

Madame de Fradel , de la Paroisse
de Saint-Felix , en Bourbonnois , âgée

de trente-deux ans, étoit, depuis plufieurs années, dans un état très-fâcheux. Elle avoit la tête lourde, pe-
fante & douloureufe, & fentoit un
bourdonnement continuel dans les
oreilles : fes yeux larmoyants, chargés
d'humeurs âcres & féreufes, étoient
fujets à de fréquentes ophtalmies : elle
fupportoit avec peine la clarté du jour;
l'eftomac faifoit mal fes fonctions ; les
entrailles étoient tendues, fenfibles &
douloureufes : des pertes blanches &
rouges, qui l'avoient beaucoup mai-
grie, ajoutoient encore au défagrément
de fa fituation. On attribuoit à un lait
épanché, à la fuite de l'une des cou-
ches de cette Dame, les accidents
auxquels elle étoit expofée. Les purgatifs, les altérants, les apéritifs, un
cautere, des véficatoires, des eaux
thermales, &c. tout avoit été fans
fuccès. Au mois de juillet 1779, Madame de Fradel eut recours aux Eaux
de Chateldon : après douze jours de
leur ufage, le corps entier fut couvert
de gros boutons, femblables à ceux
d'une petite vérole difcrete ; ils étoient
entre-mêlés de grandes plaques croû-

teufes, qui tomberent bientôt par écail-
les : les parties extérieures des oreilles
fournirent une fuppuration abondante ;
il fembloit que l'humeur laiteufe fe
fût emparée de toute la maffe des liquides : la dépuration fut complette ;
bientôt cette jeune Dame fe vit déli-
vrée des accidents auxquels elle étoit
expofée depuis plus de neuf ans : elle
devint enceinte, après l'ufage des Eaux,
& elle continue à jouir d'une bonne
fanté.

Observation XV.

Vapeurs.

Mademoifelle .... âgée de trente-
fix ans, éprouvoit, depuis plufieurs
annéés, quelques jours avant l'éruption de fes regles, des vapeurs qui
s'annonçoient par un tournoiement de
tête & des fuffocations : le vifage devenoit rouge ; les yeux étincelloient ;
elle pouffoit de profonds foupirs, ils
étoient fuivis d'une abondante étuption
de larmes : quelquefois les membres
fe roidiffoient ; elle perdoit la connoiffance & l'ufage de la parole. La
faignée & les bains contribuoient à la

tranquillifer ; mais ils ne prévenoïent pas les attaques qui fe renouvelloient, avec plus ou moins d'interfité, prefque tous les mois. Je lui confeillai les Eaux de Chateldon, qu'elle prit, pendant trois mois, avec le plus grand fuccès. Elle jouit toujours de la meilleure fanté, & elle n'éprouve plus aucun des accidents qui précédoient fes maladies périodiques.

OBSERVATION XVI.

Vapeurs.

Madame Mendouze, marchande Orfévre, rue Gallande, à Paris, étoit expofée, depuis long-temps, à des attaques convulfives, qui revenoient fouvent, & qui faifoient craindre pour fes jours : les forces étoient épuifées; l'eftomac ne faifoit plus de fonctions; l'appétit étoit perdu, & on voyoit cette jeune femme dépérir infenfiblement. La plus terrible de fes attaques avoit été fuivie d'une affection léthargique, qui avoit duré près de trois jours : pendant cette attaque, on l'avoit tranfportée de Paffy, où elle étoit alors, à Paris, fans qu'elle s'en fût appercue : c'étoit le défefpoir , plutôt que l'efpérance d'une guérifon , qui avoit déterminé M. Mendouze à faire conduire fon époufe à Paris.

Echappée à cet accident terrible , par les fecours que l'on fut employer à propos, on chercha les moyens d'en prévenir de femblables ; toutes les tentatives qui furent faites dans cette vue , ne donnerent pas de grandes efpérances ; les attaques convulfives étoient moins violentes que la derniere, mais elles fe répétoient fouvent. Les Eaux de Chateldon , précédées de quelques bains , l'ont fi bien rétablie , qu'elle a toujours continué à jouir de la meilleure fanté.

OBSERVATION XVII.

Nota. Cette obfervation eft extraite de la Gazette de Santé , année 1779, n°. 28.

Pertes blanches fupprimées , complication.

Madame Beaumenu , âgée de quarante-huit ans , avoit, depuis cinq ans, une perte blanche, prefque continuelle, qui avoit fuccédé immédiatement à l'écoulement périodique : cette perte fut fupprimée au commencement de décembre 1778 ; peu de jours après, cette Dame fut attaquée d'une fievre putride vermineufe, qui mit fa vie en danger : après un traitement méthodique, les accidents fe diffiperent, & la malade fembloit toucher au moment d'une heureufe convalefcence ; mais alors elle fût prife d'un ptyalifme (falivation) continuel ; fa falive étoit fi infecte & fi brûlante, qu'elle craignoit de l'avaler ; elle lui faifoit éprouver, lorfqu'elle étoit parvenue à l'eftomac, un fentiment fi douloureux, qu'elle le comparoit à un brafier qui lui brûloit les entrailles : elle avoit des mouvements fpafmodiques, & faifoit des efforts pour vomir, qui continuoient jufqu'à ce qu'elle eût rejetté la falive qu'elle avoit avalée : le gofier étoit d'une fi grande féchereffe, qu'elle avoit toujours entre les mains un pot d'eau, dont elle s'humectoit la bouche ; de forte que nuit & jour elle ne faifoit autre chofe que cracher & fe laver la bouche.

Différents remedes avoient été employés fans fuccès, pour tarir la fource de ce flux de falive, qui, dans l'efpace de douze jours, avoit fi fort épuifé & maigri la malade, qu'il ne paroiffoit pas qu'on dût conferver l'efpoir de la fauver.

Dans ces circonftances, on confeilla les Eaux de Chateldon; c'étoit pendant le froid le plus rigoureux de l'hiver, & les glaces ne permettoient pas d'approcher des fontaines, dont la malade étoit éloignée de quatre ou cinq lieues: on fut d'abord forcé de lui donner de l'Eau de Chateldon, qui étoit en bouteilles depuis trois mois: au bout de quelques jours, on vit diminuer l'écoulement de la falive; le gofier parut fe détendre & perdre de fa roideur; alors la malade put avaler fa falive, fans éprouver d'ardeurs brûlantes; la tenfion fpafmodique & les vomiffements cefferent: enfin, en cinq ou fix femaines ces Eaux la rétablirent parfaitement; elle reprit de la fraîcheur & un embonpoint, qui ne lui étoient pas ordinaires.

L'auteur de cette obfervation croit y reconnoître une métaftafe de l'humeur de fleurs blanches fur les glandes falivaires & à l'œfophage, à raifon de la correspondance qui eſt établie par la nature entre ces parties & les organes de la génération.

OBSERVATION XVIII.

Pâles-couleurs, ſuppreſſion du flux menſ-truel.

Une fille de vingt ans, vive & valétudinaire, eut une ſuppreſſion ſuivie de pâles-couleurs; elle perdit les jambes, les forces & l'appétit : ſix ſemaines d'uſage des Eaux firent couler la bile, rendirent les forces & l'appétit; la langueur même, que la malade avoit éprouvée avant la ſuppreſſion, fut remplacée par une ſanté ferme & vigoureuſe.

OBSERVATION XIX.

Pâles-couleurs.

Mademoiſelle Mandon n'étoit pas bien réglée à dix-ſept ans : une fievre lente & les pâles-couleurs la conſommoient inſenſiblement; elle n'avoit point d'appétit; ſes forces ſe perdoient; les digeſtions ſe faiſoient mal; elle avoit à peine pris quelque nourriture, qu'elle ſentoit, à la région de l'eſtomac, un poids d'autant plus incommode, que cette senfation douloureuse étoit toujours remplacée par le befoin de prendre de nouveaux aliments, pour lefquels elle n'avoit pourtant aucun goût : à peine ce befoin étoit-il fatisfait, qu'elle éprouvoit la même incommodité : je confeillai les Eaux de Chateldon ; cette jeune malade les prit à leurs fources ; bientôt les digeftions fe rétablirent , l'appétit revint , le teint s'anima ; les évacuations périodiques fe réglerent , la fievre & les pâles-couleurs ne tarderent pas à fe diffiper , & elle a continué depuis à jouir de la meilleure fanté.

OBSERVATION XX.

Rhume.

M...... âgé de trente - trois ans, qui avoit beaucoup aimé les femmes, & qui les avoit aimées fans choix, étoit atteint, depuis long-temps, d'une toux feche qui le fatiguoit beaucoup : les remedes incraffants . mucilagineux ; les tifanes pectorales, les bouillons de veau, de tortue, &c. rien n'avoit pu changer fon état : les Eaux de Chateldon, coupées avec le lait, lui rendirent la santé.

OBSERVATION XXI.

Foiblesse de poitrine, dartre.

M. Madoré, Curé de Saint-Chriftophe, de Vatan en Berry, d'une conftitution foible & maladive, avoit la poitrine mauvaife & le vifage couvert de dartres vives : il m'écrivit, au mois de juillet 1782, que les Eaux de Chateldon, qu'il avoit prifes, d'abord mêlées avec le lait & enfuite feules, avoient réparé fa poitrine ; que fes dartres étoient prefqu'entiérement diffipées, & qu'il efpéroit qu'en continuant ce remede, il en obtiendroit bientôt fa guérifon.

OBSERVATION XXII.

Rhume : extinction de voix.

Madame la Marquife de Colincourt, de Brantes, qui a fait deux fois le voyage de Chateldon, fe guérit, à Montpellier en 1781, d'un rhume confidérable & d'une extinction de voix, par l'ufage de ces Eaux, coupées avec du lait.

OBSERVATION

OBSERVATION XXIII.

Pulmonie.

Lorſque Madame la Marquiſe de Grave fit en 1780 le voyage de Chateldon, pour y boire les Eaux, que des circonſtances fâcheuſes lui empêcherent de prendre, elle y conduiſit un de ſes domeſtiques, âgé de trente-deux ans, dont la poitrine étoit dans le plus mauvais état : il y avoit déja long-temps qu'on le traitoit à Paris, & qu'on le regardoit comme pulmonique ; mais il ne paroiſſoit pas que les remedes euſſent opéré aucun changement avantageux : il avoit une toux habituelle, des ſueurs nocturnes, une inſomnie opiniâtre ; des chaleurs aux paumes des mains, à la plante des pieds, à la poitrine : une douleur aſſez vive à la partie moyenne de la colomne vertébrale : ſes crachats étoient ſanieux, épais, purulents ; il étoit maigre & dépériſſoit à vue d'œil : après ſes repas, les pomettes devenoient rouges & bien colorées ; il éprouvoit enfin preſque tous les ſymptômes, qui ſervent à caractériſer la pulmonie déja

F

confirmée ; le pouls d'ailleurs étoit continuellement fiévreux.

Peu de jours après son arrivée à Chateldon, le Secrétaire de Madame la Marquise de Grave me dit qu'en se promenant dans la montagne, il y avoit découvert une source d'Eau minérale, dont le goût étoit différent de celui de l'Eau des autres fontaines : j'allai voir cette source, qui étoit cachée sous des broussailles : l'Eau en est très-claire, je lui trouvai le goût & l'odeur du foie de soufre, que je n'avois encore remarqués à l'Eau d'aucune des autres sources.

Le malade, dont je viens de parler, me demanda alors s'il pouvoit faire usage de cette Eau : sur l'assurance que je lui donnai qu'elle ne lui fairoit aucun mal, il voulut en tenter l'usage : il en prit à tous ses repas, soir & matin il la coupoit avec du lait : bientôt il en éprouva de bons effets : la toux se calma, les crachats changerent de nature, le sommeil revint, les chaleurs se dissiperent, l'embonpoint succéda à la maigreur ; ce malade partit de Chateldon au commencement d'octobre, jouiſſant d'une bonne ſanté : il avoit fait uſage des Eaux pendant deux mois, & c'eſt à cette époque que cette fontaine fut appellée *la Marquiſe*.

OBSERVATION XXIV.

Maladie de poitrine.

Madame de B.... avoit eu des chagrins. Sa ſituation étoit des plus fâcheuſes : une toux continuelle, jointe à des crachats purulents, à la perte de l'appétit, à une grande maigreur, &c. faiſoit ſoupçonner une vomique ou une ſuppuration au poumon. M. Richard, Conſeiller d'État, ancien premier Médecin des Armées du Roi & des Hôpitaux Militaires, l'ami & le Médecin de cette Dame, faiſoit uſage, depuis quelque temps, des Eaux de Chateldon pour une maladie dont il ſavoit bien qu'il ne pouvoit pas guérir, mais dont il cherchoit à diminuer les accidents ; M. Richard, dis-je, penſa que ces Eaux pouvoient convenir à ſon amie : je lui en procurai, & cette Dame les a priſes avec tant de ſuccès, que, lorſque je la vis en 1782 chez ſon Médecin, je ne l'aurois jamais reconnue, si elle ne m'eût dit elle - même que c'étoit aux Eaux de Chateldon qu'elle devoit la santé dont elle jouissoit alors.

OBSERVATION XXV.

Maladie très-compliquée.

. Madame de S.... âgée de cinquante-deux ans, avoit eu des pertes blanches qui avoient coulé long-temps : depuis deux ans, elle ne voyoit plus en rouge : des chagrins domestiques, causés par un dérangement considérable dans sa fortune, firent une impression si vive sur son ame sensible, que tout le système nerveux en fut singuliérement affecté : delà, divers accidents qui en impose-rent aux Médecins.

Il y avoit spasme & constriction dans tous les vaisseaux sanguins ; le pouls étoit convulsif, intermittent, concentré ; il battoit avec tant de célérité, qu'il étoit très-difficile de distinguer les pulsations, les unes des autres ; la malade étoit fort oppressée ; elle éprouvoit une toux fréquente & convulsive ; ses crachats étoient sanguinolents, puru-lents, terreux ; il y avoit insomnie, douleur de tête , vomiſſements , enflure aux extrèmités , épanchement dans le bas ventre ; foibleſſe , défaillances ; le teint étoit jaune ; on ſoupçonnoit des obſtructions au foie ; les urines couloient difficilement & avec douleur ; on regardoit enfin cette malade comme étant abſolument incurable , & c'eſt peut - être par cette raiſon que je fus conſulté ; car elle avoit la plus grande confiance en ſon Médecin , qui la mé-ritoit à toutes ſortes d'égards.

La famille de cette Dame deſiroit ardemment qu'on lui fît eſſayer les Eaux de Chateldon , & c'étoit mon avis que l'on vouloit avoir , avant de ſe déter-miner : on doit ſentir , d'après l'expoſé que je viens de faire , que mon pro-noſtic ne pouvoit pas être conſolant : je me contentai de dire que l'état de la malade me paroiſſoit ſi déplorable , que je doutois que la médecine pût lui offrir des ſecours propres à la guérir; j'aſſurai ſeulement que les Eaux de Chateldon n'aggraveroient pas la ſomme de ſes maux , pourvu qu'on les lui fît prendre à petites doſes & avec précaution. On en fit donc l'eſſai , & ce que j'ai encore peine à concevoir, c'eſt qu'après trois jours de l'uſage de ce remede, on vit diſparoître la plupart des accidents; la toux ceſſa preſqu'entiérement; le pouls ſe développa, ſes pulſations devinrent diſtinctes, régulieres & aſſez élevées; le ſommeil ſe rétablit; les urines coulerent abondamment; les crachats reprirent leur conſiſtance ordinaire; l'appétit revint, & au bout de huit jours cette Dame parut entrer en convaleſcence: je compris alors que cet état, qui avoit paru ſi effrayant, étoit le produit d'un ſpaſme univerſel.

C'eſt M. Dartis, Procureur au Parlement, & ami de Madame de S..... qui détermina la famille à tenter la fortune des Eaux.

OBSERVATION XXVI.

Ulceres à la matrice.

Il eſt conſtaté par pluſieurs obſervations, dont je laiſſe aux Médecins le ſoin de faire eux-mêmes le détail, que les Eaux de Chateldon dégorgent la matrice, & qu'elles la débarraſſent des humeurs ſurabondantes, âcres, irritantes

& corrofives qui y occafionnent fouvent des inflammations, des ulceres, des cancers, des tumeurs skirreufes, &c. MM. Majault, Médecin diftingué de la Faculté de Paris, & Munier, Médecin de l'Hôtel royal des Invalides, favent l'un & l'autre qu'une de leurs malades a été guérie, par le fecours des Eaux de Chateldon, d'un ulcere à la matrice, qu'ils regardoient prefque comme incurable.

OBSERVATION XXVII.

Hémorroïdes.

Un homme de quarante ans, qui s'é-toit fur-tout livré aux plaifirs de la bonne chere & du vin, avoit, depuis quelques années, des hémorroïdes qui fluoient rarement : il ne rendoit même que quelques gouttes de fang ; mais il fouffroit des douleurs cruelles toutes les fois qu'il alloit à la garde-robe : les bains domeftiques & un régime adouciffant, continués long-temps, n'avoient opéré prefqu'aucun changement dans fon état : deux mois d'ufage des Eaux de Chateldon l'ont radicalement guéri.

OBSERVATION XXVIII.

Incontinence d'urine.

Un jeune homme qui avoit vécu dans les plaisirs, & qui s'y étoit livré sans précaution, éprouvoit, depuis long-temps, une incontinence d'urine, contre laquelle on avoit employé inutilement les astringents, les toniques, les bains, &c. les Eaux de Chateldon, qu'il prit pendant sept semaines, le guérirent parfaitement.

OBSERVATION XXIX.

Virus découvert.

M..... âgé de trente-huit ans, d'un tempérament phlegmatique & sanguin, eut, à l'âge de vingt-un ans, quelques jours après un commerce impur, une légere inflammation au prépuce & sur le gland : les urines, en coulant, lui faisoient éprouver un sentiment douloureux : le Chirurgien, auquel il eut recours, après l'avoir saigné & purgé, lui fit prendre des bols qui dissiperent l'inflammation.

Environ dix-huit mois après, ce malade, sans avoir vu d'autres femmes, fentit de légeres douleurs dans le canal de l'uretre, il en éprouvoit auffi quelquefois au bas des lombes, & on voyoit de petits boutons rouges fur le gland. On lui fit boire de la tifane; il fut purgé & il prit douze ou quinze grains de fublimé diffout dans une pinte de liqueur; on toucha les boutons du gland avec la pierre de vitriol, & il ufa, pendant quelque temps, des bougies de M. Daran. Ce traitement laiffa fubfifter le fentiment douloureux dans un point du canal de l'uretre, ainfi que la douleur des lombes.

Depuis l'époque de l'inflammation au gland & du traitement, fait par le Chirurgien, la fecrétion de l'humeur féminale diminua très-fenfiblement de quantité; elle devint plus épaiffe, & elle ne fit plus éprouver la fenfation qu'elle a coutume de procurer.

M.... fe maria en 1770 : les cinq premieres années du mariage furent ftériles : il eut enfuite deux enfants : depuis la derniere couche de la femme, qui datoit de trois ans, le mari s'apperçut d'un écoulement d'humeur mucilagineufe & blanchâtre, qui tachoit fon linge, & d'une rougeur fur le gland, qui augmentoit, lorfqu'il faifoit quelques excès, & fur-tout quand il buvoit des liqueurs.

Ces accidents, auxquels le malade étoit habitué, ne l'inquiétoient plus, parce que fa femme ne s'étoit jamais plainte de rien.

Cette Dame, qui eft vive, fanguine, haute en couleurs, graffe & replette, avoit éprouvé, pendant les grandes chaleurs des étés, lorfqu'elle faifoit de longues promenades à pied, un fentiment de chaleur aux grandes levres, accompagné d'ardeurs d'urine; mais le repos & une onction faite avec l'huile d'olives, diffipoient ces fymptômes.

Il y avoit quelque temps que cette Dame buvoit les Eaux de Chateldon, qu'elle reprenoit, pour la troifieme fois, dans l'intention de fe rafraîchir; & à chaque fois, après vingt ou vingt-cinq jours de leur ufage, elle s'étoit apperçue d'un écoulement qu'elle avoit pris pour des fleurs blanches; cependant, comme fes urines étoient cuifantes, & que les parties extérieures de la génération étoient douloureufes, fur-tout lorfqu'elle marchoit, elle avoit quitté l'ufage de ce remede, auquel elle attribuoit fon indifpofition ; & en ceffant les Eaux, ces accidents difparoiffoient.

On confeilla l'ufage des mêmes Eaux à M.... dont l'état étoit tel qu'on l'a vu ci - deffus : bientôt l'écoulement, l'ardeur des urines & l'inflammation du gland augmenterent , & ce fut alors qu'on conjectura avec raifon que les deux époux étoient atteints du virus vénérien , & qu'il convenoit de les traiter méthodiquement, ainfi que leurs enfants, qui ne jouiffoient pas d'une bonne fanté. On leur fit des remedes qui ont rendu la fanté à toute cette famille : les deux époux & leurs enfants ont enfuite bu les Eaux de Chateldon à diverfes reprifes, fans avoir éprouvé aucun fymptôme vérolique.

Nota. Cette obfervation eft extraite d'un Mémoire à confulter, inféré dans la Gazette de Santé, année 1780, n°. 35. Je crois devoir ajouter que je connois les perfonnes qui font le fujet de cette obfervation intéreffante, & que j'ai dirigé le traitement qui les a délivrées d'un virus qui s'étoit répandu fur toute la famille.

Il paroît évidemment , par cette obfervation , que les Eaux minérales de Chateldon ont la propriété de faire connoître l'exiftence du virus vérolique, lorfque les fymptômes , qui fervent à le manifefter , font encore équivoques.

OBSERVATION XXX.
Coliques, furdité, &c.

Le Pere Barthelemy , aujourd'dhui feul Religieux du Couvent des Cordeliers de Chateldon , éprouvoit depuis trois ans, temps auquel il étoit Prieur de la Celette , une grande douleur de tête , des coliques habituelles & une furdité prefque complette. M. Duvernin , célebre Médecin de Clermont-Ferrand, jugea , avec raifon , que ces divers accidents reconnoiffoient la même caufe qu'il foupçonna exifter dans les premieres voies : il crut en conféquence que les Eaux de Chateldon étoient le remede le plus affuré pour détruire ce vice , dont le germe réfidoit dans les organes digeftifs ; & en effet, ce Religieux eût à peine pris les Eaux pendant quinze

jours, que fes oreilles s'ouvrirent à
la perception des fons : les coliques
& la douleur de tête fe diffiperent également. C'eft fans doute à cet événement qu'on doit attribuer la réfidence
du Pere Barthelemy à Chateldon, où
il boit les Eaux réguliérement chaque
année.

OBSERVATION XXXI.
Fluxion fur les yeux.

M. Brice, Lieutenant Criminel au
Châtelet, d'une complexion fanguine
& très-pléthorique, avoit en 1781 une
fluxion confidérable fur les yeux. Par
les Eaux de Chateldon, dont on lui
confeilla l'ufage, non feulement il vit
difparoître fa fluxion, mais fon eftomac, qui faifoit fort mal fes fonctions,
fe trouva parfaitement rétabli, circonftance dont ce Magiftrat m'inftruifit lui-
même.

OBSERVATION XXXII.
Ophtalmie grave.

M. Gonthier, âgé de dix-huit ou
dix-neuf ans, étoit attaqué depuis deux
ans d'une ophtalmie très - grave : les

deux yeux étoient rouges & enflammés; il fuintoit, des angles des paupieres
qui étoient renverfées, une humeur
ichoreufe très - corrofive, qui avoit
excorié les parties de la face fur lefquelles elle couloit : le nez & les levres
étoient rouges & tuméfiés : une pellicule
terne, opaque & épaiffe recouvroit
les cryftallins : quoique le paffage de
la lumiere fût intercepté, la clarté faifoit pourtant une impreffion douloureufe fur les organes de la vue de ce
malade.

On avoit effayé différents remedes
pour guérir ce jeune homme, qui étoit
intéreffant & par lui-même & par fa
trifte fituation : des bouillons dépuratifs, rafraîchiffants, le petit-lait, les
bains domeftiques, l'extrait de cigue,
des bols mercuriels, des purgatifs,
&c. tout abfolument avoit été fans
aucune apparence de fuccès : l'ufage des
Eaux de Chateldon, continué pendant
plus d'un an, & aidé d'un cautere qu'on
lui ouvrit, l'ont fi parfaitement rétabli, qu'il ne lui refte pas aujourd'hui
la moindre trace d'un levain délétere
& prefqu'indeftructible, que les Méde-

cins avoient regardé comme la cause de cette maladie opiniâtre.

OBSERVATION XXXIII.

Ophtalmie. Flux périodique dérangé.

Marie Carton, de la Paroisse du Mayet, âgée de vingt ans, portoit depuis quatre ans une ophtalmie qui occupoit les deux yeux ; les paupieres étoient tuméfiées, gorgées, renversées : elle manquoit d'appétit ; les regles étoient dérangées & la tête douloureuse : elle fut guérie de tous ses maux, par les Eaux qu'elle prit à Chateldon, au mois de juin 1781.

OBSERVATION XXXIV.

Ophtalmie, tintement d'oreilles.

Madame Péturel, Religieuse de la Communauté de Chateldon, âgée de soixante-dix-sept ans, grasse, replette, haute en couleurs, éprouvoit, depuis plusieurs années, un bourdonnement continuel dans les oreilles, & elle souffroit d'une douleur de tête si considérable, qu'elle en avoit perdu le sommeil : depuis quatre ou cinq ans ses yeux étoient rouges, enflammés tuméfiés ; ils fuppuroient continuellement, & ils étoient d'une fi grande fenfibilité, que cette fille étoit vivement affectée de la clarté du jour.

La faignée, les bains, le petit-lait, les purgatifs, les bouillons dépuratifs, rafraichiffants, plufieurs véficatoires, appliqués fucceffivement à la nuque entre les épaules, le régime le plus exact, rien n'avoit changé l'état de la malade : elle recourut aux Eaux de Chateldon : après huit jours de leur ufage, le cou, le vifage, la partie chevelue de la tête, furent couverts de groffes puftules qui fournirent, pendant plus de quinze jours, une quantité prodigieufe de matiere ichoreufe & purulente : bientôt l'humeur diminua de quantité ; l'enflure & l'inflammation, qui avoient accompagné l'écoulement, fe diffiperent infenfiblement ; l'ophtalmie difparut, & au bout de fix femaines cette Dame fe trouva guérie de la douleur de tête, de la furdité & de tous les maux qui la tourmentoient depuis fi long-temps : elle jouit encore d'une fort bonne fanté.

OBSERVATION XXXV.

Dartre farineuse.

M. Dumas, âgé de trente-six ans, avoit, depuis plusieurs années, le corps & particuliérement le visage couverts de dartres farineuses : il n'avoit éprouvé aucun soulagement des remedes dont il avoit fait usage : les Eaux de Chateldon, qu'il prit en 1777 pendant quelques mois, le guérirent parfaitement.

OBSERVATION XXXVI.

Dartres vives.

M.... d'une constitution vive & ardente, avoit eu plusieurs de ces maladies auxquelles on est exposé, lorsqu'on aime trop les femmes, & qu'on s'y livre sans précaution & sans ménagement : il portoit depuis long-temps sur le visage une dartre rebelle ; il en avoit quelques autres, d'une qualité encore plus mauvaise, à différentes parties du corps : on lui avoit prescrit divers remedes, presque tous tirés de la classe des mercuriaux, parce qu'on les croyoit dépendantes d'un virus qui cede à l'ufage de ces remedes : mais ils ne produifirent aucun effet avantageux. Ce malade n'a été guéri que par les bains, le petit-lait & l'ufage des Eaux de Chateldon, continué longtemps.

OBSERVATION XXXVII.

Dartres, furoncles.

M. Roux, cuifinier de M. le Comte de Bourbon-Buffet, âgé de quarante-fept ans, avoit le vifage couvert de dartres vives ; fes yeux étoient rouges, enflammés, larmoyants : une humeur âcre & ichoreufe fuintoit du milieu de plufieurs furoncles répandus fur l'habitude du corps ; il fentoit dans les entrailles une chaleur infupportable & des démangeaifons à la peau.

Il eft aifé de voir, par le fimple expofé de cette maladie & par l'état du malade, qui en eft le fujet, que le fang defféché par la chaleur des fourneaux, au lieu de fournir une lymphe douce & onctueufe, ne laiffoit plus échapper qu'une férofité âcre & corrofive, dont la nature cherchoit à fe débarraffer par les émunctoires de la peau ; que cette humeur cautérifoit, en quelque façon, les houppes nerveufes qui font répandües fur le tiffu réticulaire , & qu'elle y caufoit des inflammations locales qui conftituoient les furoncles.

Les Eaux de Chateldon , qui font fondantes, rafraîchiffantes & délayantes, que le malade prit à Buffet en 1779 , lui rendirent bientôt fa premiere fanté.

OBSERVATION XXXVIII.

Glandes fcrophuleufes.

La femme de Jean Rivet , maçon à Chateldon , âgée de quarante ans , portoit, depuis long-temps , des glandes fcrophuleufes autour du cou ; il y en avoit plufieurs qui étoient inflammatoires : elle éprouvoit dans les bras des douleurs continuelles ; fes mains étoient engourdies ; elle ne pouvoit pas fléchir les doigts : cette femme étoit feche, maigre & elle manquoit d'appétit. Sa fituation étoit d'autant plus fâcheufe, qu'elle n'avoit pas les moyens de fe procurer les médicaments dont elle avoit befoin. L'Eau de Chateldon qu'elle avoit fous la main, & qu'elle prit de fon propre motif au mois de mai 1779, occafionna une fonte d'humeurs fi abondante & une détente fi confidérable dans les folides, qu'elle fut purgée, pendant douze jours confécutifs, par l'Eau des vignes. La douleur des bras, l'engourdiffement des mains fe diffiperent également : l'appétit fe rétablit, les glandes fe fondirent ; il ne lui en refta qu'une feule, qui céda, la faifon fuivante, à l'ufage du même remede.

OBSERVATION XXXIX.

Éruption véficulaire.

Une payfanne de Chateldon, âgée de foixante - dix ans, étoit couverte de gros boutons rouges, qui fourniffoient une férofité âcre & mordicante ; ils étoient entre-mêlés, depuis environ dix mois, de groffes veffies, pleines d'eau rouffeâtre, qui fe fuccédoient les unes aux autres, & qui, en fe defféchant, laiffoient fur la peau des taches rouges, femblables à celles d'une brûlure. La malade éprouvoit, après la deffication des premieres veffies, une chaleur brûlante dans les entrailles :

ce fentiment douloureux fubfiftoit jufqu'à ce qu'il fe fût fait une nouvelle
éruption de véficules : c'étoit alors une
démangeaifon prodigieufe à la peau.

Le caractere & la nature de cette
maladie annoncent affez le degré d'a-
crimonie , auquel les humeurs étoient
parvenues; cependant deux mois d'ufage
des Eaux de Chateldon rendirent à cette
femme une fanté dont elle ne devoit
guere fe flatter à fon âge.

OBSERVATION XL.

Scorbut.

Une fille de Thiers, Marie Lacroix,
âgée de trente-quatre ans , éprouvoit,
depuis douze ou quinze mois , des douleurs atroces dans les machoires; ces
douleurs fe propageoient jufqu'au fond
du conduit auditif & de l'orbite de
l'œil du côté droit : quelquefois la douleur étoit fi vive à l'œil , qu'il fe for-
moit à fon angle interne une tumeur
éréfipelateufe , qui fe diffipoit avec la
rémiffion de la douleur : les dents étoient
vacillantes ; les gencives gorgées ,
violettes , faigneufes ; l'haleine puante :
la poitrine , les bras , les cuiffes & les

jambes étoient couverts de grandes taches rougeâtres, violettes : l'eftomac étoit bourfouflé, tendu & douloureux, les digeftions difficiles & fatigantes : la malade manquoit d'appétit ; fes forces fe perdoient ; fon fommeil étoit inquiet & interrompu par les douleurs qui augmentoient pendant la nuit, &c.

Il n'étoit pas poffible de méconnoître, à la vue des différents fymptômes dont je viens de faire l'énumération, une affection fcorbutique : auffi avoit-on preferit à la malade des bouillons, des apozemes, des tifanes anti-fcorbutiques qui n'avoient eu aucun fuccès.

M. Geneti, Médecin, qui jouit à Thiers d'une réputation qui lui eft juftement acquife, connoiffoit les propriétés qu'ont les Eaux de Chateldon, pour corriger la difpofition acrimonieufe des humeurs, dépouiller le fang des molécules âcres qui altèrent fa conftitution, rétablir les forces digeftives, & pour calmer les fpafmes & les irritations nerveufes, qui, dans le cas préfent, étoient le produit de la diffolution de la partie rouge du fang & de la décompofition de la lymphe : ce

Médecin, dis-je, envoya Marie Lacroix à Chateldon, & il l'assura qu'elle y trouveroit sa guérison.

C'est au commencement du mois d'août 1782 que cette malade se rendit à ces sources : les Eaux passerent d'abord difficilement ; elles pesoient sur l'estomac qui ne se détendoit pas : la constipation étoit opiniâtre , les urines couloient avec peine ; cette fille vouloit quitter l'usage d'un remede qu'on lui avoit assuré devoir opérer sa guérison , parce que ses premiers effets ne répondoient pas à son attente : cependant je l'encourageai & je la déterminai à persévérer dans ses premiers projets : je lui prescrivis un minoratif, dont la base étoit une forte décoction de tamarins ; cette purgation procura une évacuation bilieuse assez abondante : alors les Eaux passerent beaucoup mieux ; chaque jour on en augmentoit la dose ; on la porta à quatre bouteilles, prises le matin ou aux repas : bientôt la malade s'apperçut des changements qui se faisoient dans son état; les taches de la peau, la puanteur de la bouche, la couleur des gencives ,

la vacillation des dents, les douleurs
dans les membres, la tenſion de l'eftomac, &c. tous ces accidents diſpa-
rurent ſucceſſivement, & au bout de
ſix ſemaines Marie Lacroix partit de
Chateldon parfaitement rétablie.

Cette obſervation ne ſemble-t-elle
pas indiquer les ſecours que l'on pourra
tirer des Eaux de Chateldon, pour la
guériſon des maladies ſcorbutiques,
& même pour en préſerver ? Ne ſuffit-
il pas de conſidérer les principes conſtitutifs de ces Eaux, pour ſe convain-
cre qu'elles doivent être un excellent
remede contre le ſcorbut ? L'acide
gazeux qu'elles contiennent en ſi grande
abondance, ne doit-il pas être le meil-
leur & le plus puiſſant des anti-ſcep-
tiques ? Intimément mêlé avec l'eau &
avec le fer, qu'il tient en diſſolution,
il pénetre à travers les ſolides auxquels
il donne du reſſort ; & en rétabliſſant
leurs forces vibratiles, il leur facilite
les moyens d'expulſer les molécules
âcres & putrides qui infectent la maſſe
des fluides, & qui produiſent les taches,
les ulceres, l'excoriation des gencives,
l'ébranlement des dents, les douleurs
&

& les différents fymptômes qui carac-
térifent cette maladie.

Je ne fais s'il n'y a pas beaucoup
d'analogie entre les caufes du fcorbut
& celles qui produifent la *miliaire*, la
fuette & plufieurs autres maladies, qui
font prefque toujours une fuite de la
décompofition des humeurs.

Ces caufes, productrices du fcorbut,
agiffent plus lentement que celles auxquelles on attribue la miliaire & la
fuette; c'eft fur-tout la partie rouge
du fang qu'elles altérent dans le fcorbut, tandis que c'eft d'abord la lymphe
& l'humeur féreufe qu'elles décompo-
fent dans la miliaire & dans la fuette;
& dans tous ces cas, il paroît que les
Eaux de Chateldon doivent être un
préfervatif affuré contre ces germes
deftructeurs, fi répandus dans les Provinces Maritimes du Royaume. (1)

____

(1) La nature de cet ouvrage ne me permet
pas d'entrer dans de longues difcuffions, pour
établir une théorie dont les Praticiens peuvent
fentir la vérité : d'ailleurs, je l'ai déja dit, en
Médecine, il eft plus avantageux de favoir bien
obferver que de chercher les caufes de tous les
effets, fur lefquelles il eft fi aifé de fe méprendre.

G

OBSERVATION X I I.

Maladie lépreuse.

Jean Bléteri, de la Paroiss.... S.
Clément, âgé de quarante ans, & l'un
des métayers de M. le Marquis d'Evry,
portoit, depuis près de quatre ans, la
figure la plus affreuse ; pour en donner
une idée, je ne saurois mieux la comparer qu'à un guêpier ou au visage
d'un homme attaqué d'une petite vérole, du plus mauvais caractere, & dans
le moment de la plus forte suppuration.
On ne pouvoit envisager ce malheureux sans horreur ; tout son corps étoit
couvert d'une dartre lépreuse : un feu
dévorant lui brûloit les entrailles : il
n'avoit ni sommeil ni repos : lorsqu'il
se présenta à Chateldon, personne ne
vouloit l'y recevoir ni lui fournir de
logement : enfin à force de supplications,

---

tandis que l'expérience & l'observation n'indui-
sent en erreur que les esprits préoccupés de
systêmes auxquels ils veulent tout rapporter. La
nature a ses moyens & sa maniere d'agir, qui
éludent quelquefois nos recherches les plus assidues
& les plus lumineuses.

il obtint d'une pauvre femme qu'elle
le laisseroit coucher dans une étable,
auprès d'une vache.

Les étrangers qui étoient aux Eaux,
réunirent leurs charités pour fournir
des secours à ce misérable, dont la
situation étoit horrible & pitoyable.

Bléteri commença les Eaux vers le
15 de juin 1781 : mais comme il im-
portoit qu'il en fît usage, tant à l'ex-
térieur qu'intérieurement, & que d'ailleurs il n'étoit pas possible que les
malades qui buvoient les Eaux, pussent
en souffrir la présence à la fontaine des
vignes où ils se rassembloient, je l'en-
voyai dans la montagne, où, seul, &
sans craindre de fatiguer personne par
la difformité de sa figure, il pouvoit y
boire & s'y laver tout à son aise.

Après quelques jours d'usage de ce
remede, dont le malade porta la dose
jusqu'à douze pintes par jour, en y
comprenant l'Eau qu'il emportoit pour
boire dans son étable, Jean Bléteri
n'étoit plus reconnoissable : le masque
avoit disparu ; son visage s'étoit net-
toyé ; il ressembloit alors à celui d'un
homme qui a eu tout récemment la

petite vérole : les croûtes lépreuses qui couvroient le reste du corps, résisterent plus long - temps à l'activité du remede, par la raison peut-être que le malade ne se lavoit ni si souvent ni si abondamment le corps que le visage.

Cette guérison, beaucoup plus prompte que je n'aurois dû l'espérer, & sur laquelle, il faut en convenir, je ne comptois guere, fut complettée dans le courant du mois d'août, & elle m'étonna peut-être encore plus que ceux qui en furent témoins : pendant le traitement, Jean Bléteri fut purgé cinq ou six fois.

OBSERVATION XLII.

Dartre lépreuse.

Une domestique de M. Dejour, régisseur de M. Douet, au château de la Mothe, étoit couverte de grandes plaques dartreuses, ulcérées, écailleuses ; c'étoit encore une espece de lepre qui rendoit cette fille hideuse, car elle en avoit aussi au visage : cinq ou six semaines d'usage des Eaux la délivrerent de cette incommodité, ainsi qu'une autre fille du même endroit, qui portoit fur le nez une croûte dar.... qui avoit réfifté à divers remedes.

OBSERVATION XLIII.

Fievre opiniâtre, enflure, &c.

Jean Fumoux, habitant de Chatel-don, âgé de trente-huit à trente-neuf ans, d'une complexion forte & vigou-reufe, avoit au mois de mars 1779 une fievre quotidienne, dont les frif-fons étoient très-longs & très-violents; la chaleur qui fuccédoit, répondoit à l'intenfité du froid : la maladie dégé-nera en continue remittente ; la foif devint extrême & inextinguible : le ventre fe tendit, les jambes fe gorge-rent & on craignoit l'hydropifie : des apozemes laxatifs ne produifirent aucun changement avantageux : la fievre fe foutenoit encore au mois de mai ; le malade étoit d'une grande foibleffe, & rien ne pouvoit étancher fa foif: on lui confeilla les Eaux, il les prit dans fon lit ; les accidents fe calmerent un peu, mais la fievre & la foif fub-

siſtoient toujours, parce que le régime
étoit mauvais.

Au mois d'août le ventre étoit encore
tendu & élevé. La fievre, la soif &
l'engorgement des jambes étoient les
mêmes ; à cette époque, Jean Fumoux
se traîne , ou se fait porter, tous les
matins, aux fontaines ; chaque jour il
s'y gorge d'Eau, la fievre diminue, la
soif se diffipe , l'appétit se rétablit,
l'enflure des jambes diſparoît, le ventre
se détend , & bientôt le malade recou-
vre sa premiere santé.

On ne doit attribuer l'opiniâtreté de
cette maladie qu'à l'intempé ance du
malade qui buvoit beaucoup de vin,
même dans le temps qu'il prenoit les
Eaux dans son lit : il avoit toujours eu
un goût déterminé pour cette liqueur;
& j'ai lieu de préfumer que Fumoux
feroit mort hydropique fans le secours
des Eaux, qui ont foutenu le ton des
folides , dans le temps même qu'elles
tempéroient l'activité des fluides , &
qu'elles en adoucifloient l'acrimonie.

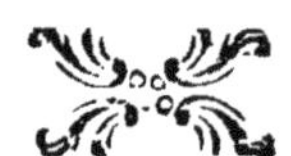

OBSERVATION XLIV.

Ulcere à la jambe.

Marie-Anne Genette, de la Paroiffe de St. Yore, âgée de trente-cinq ans, portoit, depuis long-temps, à la jambe droite, un ulcere dont les bords étoient calleux ; il fourniffoit une férofité ichoreufe, qui excitoit des démangeaifons infupportables.

Les Eaux de Chateldon, prifes en boiffon pour purifier les humeurs, & appliquées extérieurement pour déterger l'ulcere & en faciliter la cicatrice, ne tarderent pas à délivrer cette femme de cette affection, auffi incommode que préjudiciable à fon état.

J'obferverai ici que ces Eaux, appliquées extérieurement, font un remede puiffant & très-efficace dans toutes les inflammations éréfipélateufes.

J'aurois pu ajouter plufieurs autres obfervations à celles que je viens de rapporter : mais elles auroient inutilement groffi ce petit traité, fans rien apprendre de plus au lecteur, qu'elles

auroient peut-être fatigué par des répétitions infructueufes.

On a dû voir que, fi je n'étois pas
entré dans de grands détail fur la
façon d'agir des Eaux & fur la théorie
des maladies pour lefquelles elles ont
été employées, c'eft qu'il n'eft pas dans
mes principes de trop m'étendre fur
leurs caufes, fur lefquelles il eft fi aifé
de fe méprendre J'ai penfé qu'en laif-
fant parler les faits & en les rapportant
fidellement, je me rendrois plus
utile, & que j'atteindrois plus sûrement
au but que je me fuis propofé ; celui
de guérir les malades.

Neceffitas medicinam invenit, experientia perfecit. Bagli.

www.ingramcontent.com/pod-product-compliance
Ingram Content Group UK Ltd.
Pitfield, Milton Keynes, MK11 3LW, UK
UKHW021626170726
13836UKWH00005B/2072